マウス組織アトラス
Atlas of Mouse Tissues

岩永 敏彦　北海道大学大学院　名誉教授
小林 純子　長崎大学高度感染症研究センター・准教授
木村 俊介　慶應義塾大学薬学部生化学講座・准教授

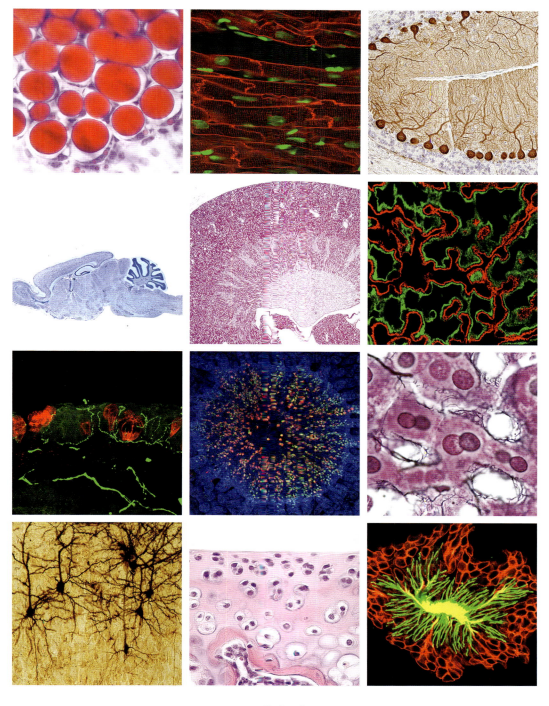

医学書院

マウス組織アトラス

発　　行	2019年1月1日　第1版第1刷©
	2025年3月15日　第1版第2刷

著　　者　岩永敏彦・小林純子・木村俊介
　　　　　いわながとしひこ　こばやしじゅんこ　きむらしゅんすけ

発行者　株式会社　医学書院
　　　　代表取締役　金原　俊
　　　　〒113-8719　東京都文京区本郷1-28-23
　　　　電話　03-3817-5600（社内案内）

印刷・製本　アイワード

本書の複製権・翻訳権・上映権・譲渡権・貸与権・公衆送信権（送信可能化権を含む）は株式会社医学書院が保有します．

ISBN978-4-260-03433-3

本書を無断で複製する行為（複写，スキャン，デジタルデータ化など）は，「私的使用のための複製」など著作権法上の限られた例外を除き禁じられています．大学，病院，診療所，企業などにおいて，業務上使用する目的（診療，研究活動を含む）で上記の行為を行うことは，その使用範囲が内部的であっても，私的使用には該当せず，違法です．また私的使用に該当する場合であっても，代行業者等の第三者に依頼して上記の行為を行うことは違法となります．

JCOPY〈出版者著作権管理機構　委託出版物〉
本書の無断複製は著作権法上での例外を除き禁じられています．複製される場合は，そのつど事前に，出版者著作権管理機構（電話 03-5244-5088，FAX 03-5244-5089，info@jcopy.or.jp）の許諾を得てください．

まえがき

　形態学の誇るべき点は，美しい構造に触れる機会が多いということであろう。そういった感動や驚きを毎日経験できることを願っているが，現実には難しい。ただ，強い感動はなくとも，それなりに美しい標本や写真を目にするのは心地よいもので，気分がやわらぐ。

　このアトラスの出版を思いついた理由は，医学部に在籍していても，基礎研究ではヒトではなくマウスの組織をみる機会が大半だからである。そこで，マウス組織の観察や研究の参考となるアトラスが1冊増え，読者が感動を得る手助けをするのは歓迎されるだろうと考えた。このアトラスの特色は，抗体を用いた免疫染色の図を多数取り入れたことにある。

　ここで用いた図は，すべてオリジナルの標本から撮影したもので，多くはこのアトラスのために新たに染色したものである。研究では特定の組織や現象に専念する場合が多いが，私の研究室では対象を限定せずに興味の赴くまま，また必要にかられてさまざまな組織を扱ってきた。それが幸いして，脳や生殖器を含めてほとんどすべての組織を観察した経験をもちあわせていたから，自前でこのアトラスをつくることができたといえる。各組織の専門家にとっては物足りなく，かつ断片的な写真しか掲載していないと言われれば，そのとおりである。一方，初心者にとってわかりやすい記載に注意を払い，このアトラスが研究のきっかけやヒントになることを願って編集した。そのことを意識して，初歩的な染色や観察法については実例を示しながら解説し，推薦できる抗体のリストも付録に掲載した。なお，マウスの系統や雌雄差が問題になる場合もあるが，多くの染色ではddY系統を用いた。からだがやや大きく，安価で扱いやすいことがその理由である。

　誰しも経験があると思うが，オーバーナイトで抗体染色したり，電顕用の切片をつくったりして，いよいよ明日観察するというときは，朝が来るのが待ち遠しい。そういったわくわくする研究生活を長年続けてきた点では，私は幸せだった。大学を離れるときが近づき，退職の記念誌のつもりでこの一冊を完成させた。読者の研究に役立つものとなったか自信はないが，標本を観察したときの感動が若い研究者の皆さんに伝われば幸甚である。

　最後に，このアトラスの編集，制作の全般にわたりご尽力いただいた医学書院・医学書籍編集部の中 嘉子女史，制作部の富岡信貴氏には厚く御礼申しあげる。研究室の岩永ひろみ准教授には全体を通しての校正で多大な協力を得た。また，脳関係の染色には，北海道大学大学院 医学研究院 解剖発生学教室の渡邉雅彦教授，今野幸太郎助教から，精巣の構造については，金沢大学大学院 医薬保健学総合研究科の仲田浩規講師から貴重なアドバイスをいただいた。最大の謝意を表したい。

2018年11月

岩永　敏彦

実験機器

　本アトラスの作成に際し，ミクロトームは主に Micron 社の滑走式（ユング型）ミクロトームを用いたが，現在では同じ機種は販売されていない。国産機種では，大和光機工業社のミクロトームは定評がある。凍結ミクロトーム（クリオスタット）として Leica 社の CM3050 を用いた。

　顕微鏡観察には，いずれもオリンパス社の光学顕微鏡 BX51 にカラー CCD カメラの DP70 および DP27 を接続したもの，共焦点レーザー走査型顕微鏡 FLUOVIEW FV300 を用いた。

目次

主な標本作製法の説明……1
    Ⅰ.固定　1
    Ⅱ.切片作製　1
    Ⅲ.染色　2

1章 総論……3
    1.血液　4
    2.上皮と結合組織　6
    3.軟骨と骨　8
    4.筋組織　10
    5.脂肪組織　12
    6.末梢神経系　14

2章 リンパ性器官……17
    7.胸腺と脾臓　18
    8.リンパ節　20
    9.腸のリンパ性組織　22

3章 循環器……25
    10.心臓　26
    11.動静脈　30
    12.血管内皮と毛細血管　32
    13.リンパ管　34
    14.骨髄　36

4章 消化管……39
    15.口腔　40
    16.歯　42
    17.歯の神経と発生　44
    18.唾液腺　46
    19.咽頭と食道　48
    20.胃　50
    21.小腸と大腸　52
    22.腸の内分泌細胞と神経　54

5章 肝臓と膵臓……57
    23.肝臓　58
    24.膵臓　60

6章 皮膚……63
    25.皮膚と毛　64
    26.洞毛と毛の神経支配　66
    27.乳腺　68

7章 呼吸器……71
    28.鼻腔（鼻粘膜）　72
    29.呼吸器　74

8章 泌尿器……77
    30.腎臓　78
    31.腎臓髄質の管系と尿管　81
    32.下部尿路　82

9章 雄の生殖器……85
    33.精巣と精巣上体　86
    34.副生殖腺　90
    35.精管と陰茎　92

10章 雌の生殖器……95
    36.卵巣　96
    37.卵管と子宮　98
    38.腟　100
    39.胎盤　102

11章 内分泌器官……105
    40.下垂体　106
    41.松果体　108
    42.甲状腺と上皮小体　109
    43.副腎　110

12章 感覚器……113
    44.平衡聴覚器　114
    45.眼球壁　116
    46.網膜　118

13章 神経系……121
    47.脳の構成細胞　122
    48.大脳皮質　124
    49.嗅球と海馬　126
    50.間脳　128
    51.視床下部と食欲調節機構　129
    52.脳幹　130
    53.小脳と延髄　132
    54.脳室周囲器官群など　134
    55.脊髄　136
    56.感覚性神経節　140

付録……143
    Ⅰ.本書で使用した代表的な抗体　143
    Ⅱ.染色の手順　147

参考文献……155

索引……157

主な標本作製法の説明

I. 固定

固定液

　得られた新鮮な組織はまず固定するのが一般的であり，それには通常 10〜20％ホルマリン液が用いられる。ホルマリン原液(37％ホルムアルデヒド溶液)をリン酸緩衝液などで5ないし10倍に希釈すればよいが，蟻酸などの不純物が混ざっている場合があるので，代わりに4％パラホルムアルデヒド液(粉末をリン酸緩衝液に溶かしたもの)を使う人が多い。また，ピクリン酸が抗原性の保持によいので，免疫組織化学用には 100 mL あたり 0.2 g 程度の粉末ピクリン酸を加えることもある(ザンボニ Zamboni 液という)。

　ブアン Bouin 液(飽和ピクリン酸 75 mL，ホルマリン原液 25 mL，氷酢酸 5 mL の混合液)は固定力が強く，またピクリン酸を含むので抗原性の保持に優れている。用時作製が必要であるが，ホルマリン固定パラフィン切片の免疫染色でうまく染まらない場合に使ってみる価値がある。

浸潤(浸漬)固定と還流(灌流)固定

　新鮮な組織を直接固定液につけるのが浸潤(浸漬)固定　生理的食塩水につづき固定液を左心室から注射器やポンプで流して全身を固定するのが還流(灌流)固定である。もちろん後者が多くの点で優れている。前者の浸潤固定をする場合には，固定液の浸透をよくするために組織片を薄くしたり，組織を漬けた固定液を震盪させたりするとよい。固定液の量も大切で，組織片に対して 10 倍量以上の固定液に浸漬する。

II. 切片作製

パラフィン切片，凍結切片，未固定凍結切片

　組織切片作製にはいろいろな選択肢がある。パラフィン包埋した組織は永久的に保存ができ，必要なときに随時パラフィン切片を作製することができる利点がある。しかし，組織全体が脱水により収縮することは避けられない。免疫染色の際に，パラフィン切片では抗原性が表面上失活している場合があり，しばしば抗原の賦活化が必要になる。

　免疫染色には固定した組織から得た凍結切片が向いている場合が多いので，こちらを第一選択にすべきである。リンパ球の染色などナイーブな抗原の場合には，未固定凍結切片を冷エタノールや冷アセトンで短時間(10 分前後)処理する方法がある。

スライドグラスの貼りつけ剤

　卵白グリセリン，ゼラチン，ポリ-L-リジン，アミノシラン(3-アミノプロピルトリエトキシシラン，APS)などが一般的で，卵白グリセリン以外は，すでにコートされたものが市販されている。最もサンプルがはがれにくいという理由から，MAS コートしたスライドグラス(松浪硝子工業)を使う人もいる。

特殊な標本としてのスライス標本，膜片標本，全載標本

　ビブラトームあるいはマイクロスライサー Micro Slicer™(ともに商品名)を使い，固定組織をそのままスライスにする場合がある。包埋や凍結による抗原性失活・組織破壊を

避けることができるが，脳や肝臓など実質性臓器にしか向かない。

　膜片標本は腸管のように層に分かれる場合に有効であり，実体顕微鏡下で裂くようにしてつくる。耳介は皮膚と軟骨を引きはがして「三枚おろし」ができるので，神経や脈管系の全体像を観察するのに適している。

　腸間膜や網膜などをまるごと染色したものを全載標本 whole mount preparation というが，膜片標本との名称の区別はあいまいである。

30％スクロース液と凍結法

　凍結切片作製時には，氷結防止効果がある30％スクロース sucrose 液に一晩漬けてから凍結するのが一般的である。5％→10％→20％→30％のように段階的にスクロース液の濃度を上げ，徐々に組織内の水分をスクロースに置換するのが理想的であるが，いきなり30％液に漬けても問題はない。スクロース液の調製時，スクロースを phosphate buffered saline(PBS)に溶かすのは間違いで，phosphate buffer(PB)に溶かすのが正解である。前者の場合は塩の作用により凝固点が降下して凍りにくくなる。

　凍結は液体窒素を用い，瞬時に凍結するのがよい。とくに脳の場合はゆっくり凍らせると，鬆(す)が入ってしまうことがある。

浮遊切片

　免疫染色では，通常，切片をスライドグラスに貼りつけて染色するが，浮遊させた状態で染色したほうが抗体の浸透がよく，見事なできばえの標本ができる場合がある。脳などの実質性の臓器に応用でき，厚い切片や膜片標本を用いる場合が多い。

脱灰

　エチレンジアミン四酢酸 ethylenediamine tetraacetic acid(EDTA)が一般的である。4℃で2〜3週間ほどかかるが，40℃程度に加温すると，より短時間で済む。

III. 染色

ヘマトキシリン-エオジン hematoxylin-eosin(HE)染色

　最も基本的な染色ではあるが，実は最良の染色結果を得るのは最も難しい。ヘマトキシリンはカラッチ Carrazzi のヘマトキシリン液(富士フイルム和光純薬など)が鮮やかである。エオジンは褪色が問題で，染色液に酢酸を滴下して酸性にするとよく染まるようになる。脱水過程でのエオジンの色落ちも激しいので，90％あるいは95％エタノールから始めて，100％エタノールにも必要以上に長く漬けないようにする。また，封入剤による色落ちもあるので，長く保存するときは天然の樹脂(バルサム)を用いるとよい。

　なお，次頁以降に掲載する図の説明で，特に記述がない際はパラフィン切片のHE染色である。

免疫組織化学

　本書では，免疫染色と表現する。市販抗体を入手する際には，研究者からの情報，メーカーのデータシート，文献などを参考に，免疫染色に有効な抗体選びを心がける。情報が乏しいときは，数社の抗体を購入して自分でチェックするが，無駄になる場合も多い(使用に堪えうる抗体に巡りあう確率は1/5と考えるべきである)。抗体の検討時にポジティブコントロールとネガティブコントロールが必要なのは，言うまでもない。本書の免疫染色でしばしば用いた抗体については，巻末の付録で紹介する(→143頁参照)。

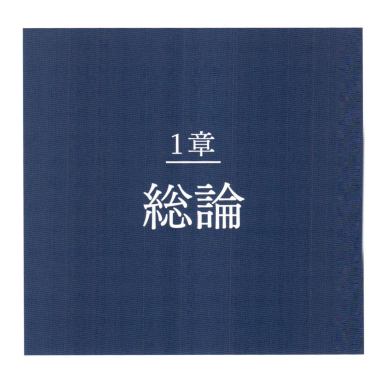

1. 血液

　血球の観察には，血液の塗抹標本をギムザ染色（→ 152 頁参照）などで染めて油浸レンズ（100 倍）を使って観察する。ヒトの場合と同じく，白血球は特殊顆粒をもつ顆粒球ともたない無顆粒球に分けられる。前者は，好中球，好酸球，好塩基球に分類される。後者には，リンパ球と単球がある。

　マウスではリンパ球の割合が非常に高く，白血球を数が多い順に並べると，リンパ球，好中球，単球，好酸球，好塩基球となる。

　顆粒球は分化に伴い核にくびれを生じる（分葉する）ことから，多形核白血球 polymorphonuclear leukocyte とよばれる。この名称は通常，好中球をさすことが多い。

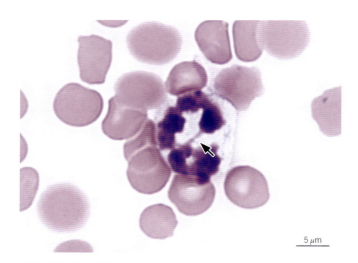

図A 好中球（分葉核）
核がいくつかのかたまりに分かれ，糸状の細いくびれ（矢印）があるものを分葉核好中球という。

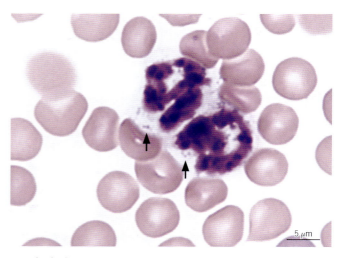

図B 好中球（桿状核）
細いくびれがないものは桿状核好中球という。マウスでは，全体が輪を描く（リング状になる）ことが多い。ヒトの好中球には淡く染まる特殊顆粒が多数観察されるが，マウスではほとんど染まらない。明瞭にみえる顆粒（矢印）はアズール顆粒である。

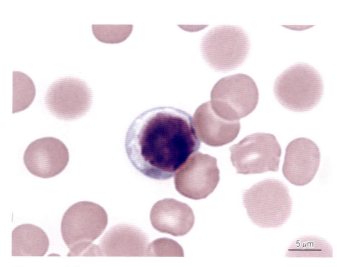

図C リンパ球
白血球のなかでは最も小さい。細胞質，とくに周辺部が青色に染まり（塩基好性を示し），濃染する円形の核をもつ。

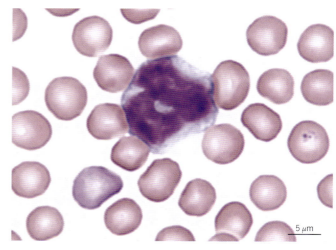

図D 単球
大型で，深い切れ込みのある核をもつ。核の染色性に関しては，リンパ球ほど濃く染まらない。

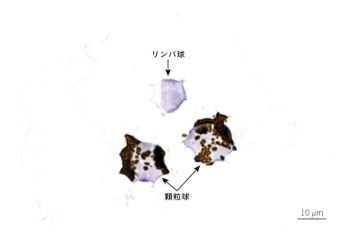

図E 顆粒球のペルオキシダーゼ反応
顆粒球の特殊顆粒はペルオキシダーゼ活性が強く，DAB（ジアミノベンジン）反応により強く褐色調に染まる。

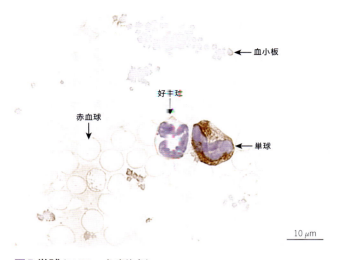

図F 単球（F4/80の免疫染色）
単球・マクロファージと反応するF4/80抗体（→143頁参照）で単球を茶色に染色した。

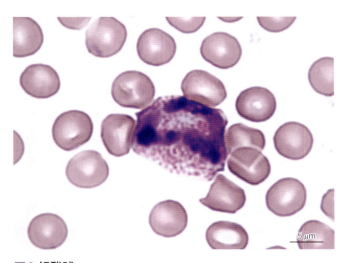

図G 好酸球
顆粒球のなかで2番目に多いのは好酸球で，エオジンでピンク色に染まる顆粒が特徴である。この好酸球の核はリング状にみえるが，2分葉する場合が多い。

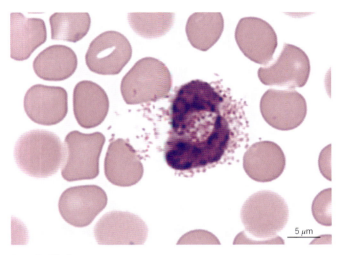

図H 好酸球
この好酸球の核は，2分葉になっている。特殊顆粒が人工的に飛び出しているが，そのため1つひとつの顆粒の形態はよくわかる。

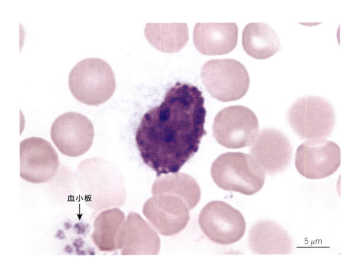

図I 好塩基球
好塩基球の顆粒は黒紫色に染まり，大小不揃いである。好酸球と異なり，核の上にも顆粒がのるので，核の形態はわかりづらい。

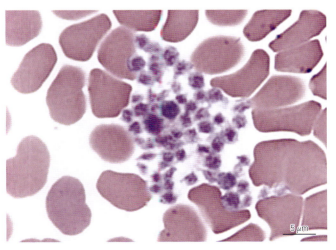

図J 血小板
塗抹標本では，このように集合している場合が多い。紫色に染まっているのは，アズール顆粒である。

2. 上皮と結合組織

　上皮は細胞層の重なり具合から，単層，多列，重層などに分けられ，また個々の上皮細胞の形態から扁平上皮，立方上皮，円柱上皮などに分類される。

　結合組織は，疎性結合組織と密性結合組織に大別される。また，結合組織の重要な成分である線維成分には，膠原線維，弾性線維，細網線維の3種類がある。

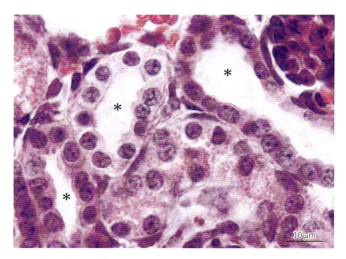

図A 単層立方上皮（新生子の腎臓）
ここにみられる3本の管腔構造（＊印）は，典型的な単層の立方上皮といえよう。

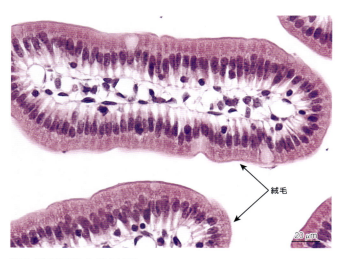

図B 単層円柱上皮（小腸）
小腸の上皮は代表的な単層円柱上皮である。絨毛では細長い核が一列に並んでいる。

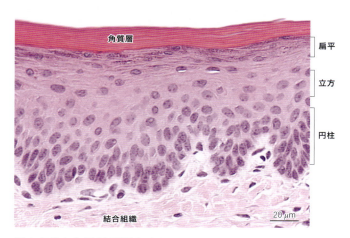

図C 角化した重層扁平上皮（口蓋）
重層扁平上皮の基底側（深部）は円柱状であり，表層へ向かうにつれ扁平になる。ここ口蓋では，表層を厚い角質層がおおう。

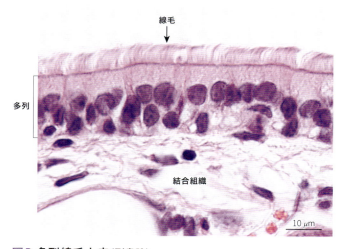

図D 多列線毛上皮（副鼻腔）
多列上皮は核の高さが異なるため，一見重層にみえるが，すべての細胞が基底膜に接している。しかし，ヒトにくらべると上皮細胞の核の重なりの程度は低い。多列上皮は気道にみられ，通常は線毛上皮になる。

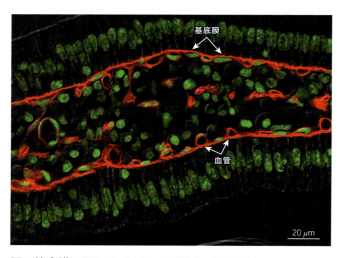

図E 基底膜のラミニン（小腸，免疫染色，凍結切片）
図Bと同じく小腸の絨毛で，上皮の基底膜，血管基底膜の成分であるラミニンが赤色に染まっている（→抗体は144頁参照）。すべての細胞の核は核酸を染める色素（SYTOX Green）で緑色に染めてある。

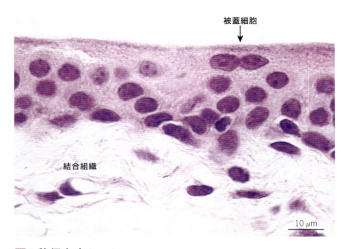

図F 移行上皮（尿道）
尿に触れる上皮は移行上皮の形態をとる。最表層の細胞は大型で、しばしば多核であり、被蓋細胞 umbrella cell とよばれる（→82頁参照）。

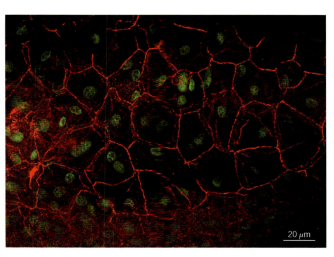

図G 角膜上皮のタイト結合（角膜，ZO-1の免疫染色，全載標本）
上皮は通常タイト結合を発達させ、バリア機能を維持している。ZO-1に対する抗体（→144頁参照）を用いてタイト結合を赤色に、また核を緑色に染めた。

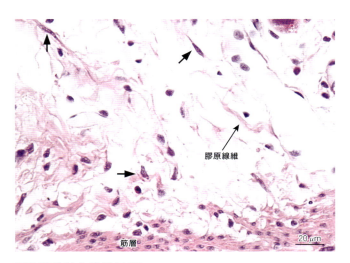

図H 疎性結合組織（小腸）
腸管の粘膜下組織は典型的な疎（線維）性結合組織で、まばらな線維芽細胞（矢印）と膠原線維からなる。

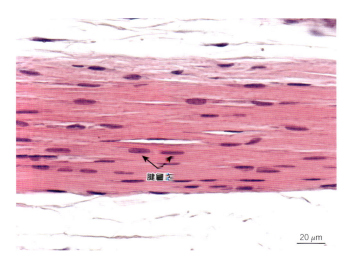

図I 密性結合組織（後肢の腱）
膠原線維が密に配列する場合を密性結合組織という。膠原線維は力の働く方向に向くので、腱の場合すべて同じ方向に配列する。膠原線維の中にある核は線維芽細胞のもので、腱細胞ともいう。

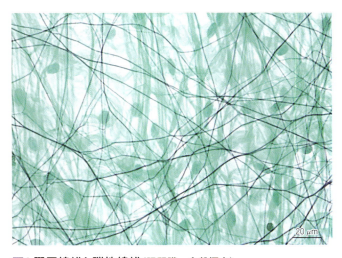

図J 膠原線維と弾性線維（腸間膜，全載標本）
弾性線維がレゾルシンフクシンで黒紫色に、幅のある膠原線維がライトグリーンで緑色に染まっている（→腸間膜の染色法は149頁参照）。

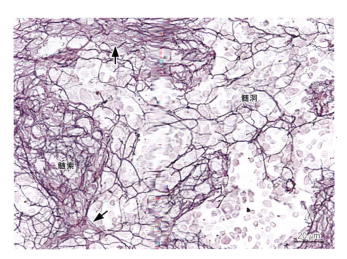

図K 細網線維（リンパ節，鍍銀法）
結合組織の第3の線維が細網線維で、鍍銀法（→148頁参照）で黒色に染まるので、好銀線維ともいう。この染色では、膠原線維は赤紫色に染まり太いので（矢印）両者の区別がつく。

3. 軟骨と骨

からだを支える支持組織の代表が軟骨と骨である。軟骨は，硝子軟骨，弾性軟骨，線維軟骨の3種類に分けられる。

骨では緻密骨と海綿骨が区別される。前者は骨の表層部を占め，後者は内部にみられる。長骨では骨幹は厚い緻密骨からなり，骨端はおもに海綿骨で，その表層だけが薄い緻密骨の層でできている（→36頁参照）。

観察にあたっては，脱灰標本（→2頁参照）と研磨標本が用いられ，目的に応じて2つを使い分ける。マウスの場合骨が小さいので研磨標本の作製は難しい（が可能である）。

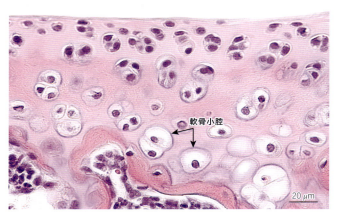

図A 硝子軟骨（大腿骨の骨頭，脱灰標本）
関節の表面は硝子軟骨でおおわれる。軟骨小腔の中に1個ずつ軟骨細胞が入っている。軟骨細胞が軟骨質の中で分裂するので，母細胞に由来する娘細胞が2〜4個の集塊をつくる。

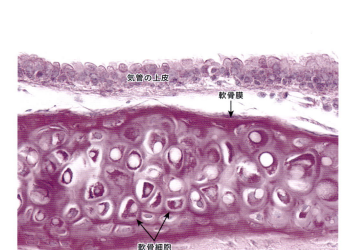

図B 硝子軟骨（気管，PAS染色）
軟骨細胞の細胞質にはグリコゲンが多いため，核の周囲が赤紫色に染まる。また，軟骨基質（軟骨の細胞外基質）には糖質が多いので（とくに軟骨膜下），ここもPAS反応（→147頁参照）に陽性を示す。

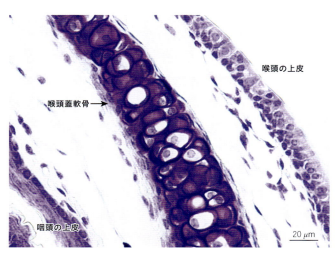

図C 弾性軟骨（喉頭蓋，レゾルシンフクシン染色）
軟骨基質の弾性線維がレゾルシンフクシンで青紫色に染まる。しかし，ヒトの場合のように線維成分は識別できない。

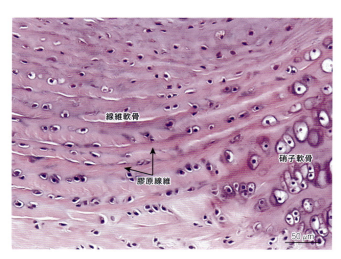

図D 線維軟骨（椎間板）
線維軟骨は限られた場所にしか存在しない。ここで示す椎間板はその代表である。線維軟骨の軟骨細胞は小型で，列をなしている。その列の間にはピンク色に染まる膠原線維の層がみられる。

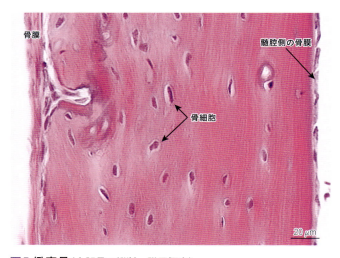

図E 緻密骨（大腿骨の縦断，脱灰標本）
緻密骨の表面を骨膜がおおうが，外がわ（左がわ）のほうが髄腔側よりも厚く丈夫である。骨質の中の細胞が骨細胞である。

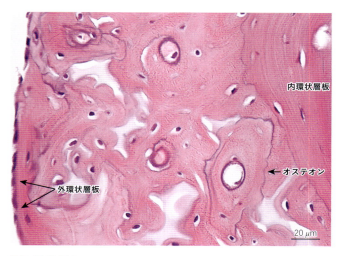

図F 緻密骨（大腿骨の横断, 脱灰標本）

緻密骨の表層は骨の表面に平行に走る骨層板（環状層板）が占めているが, 厚さは不規則である。内外の環状層板にはさまれる領域は, ヒトでは同心円状のオステオン（骨単位）で埋められるが, マウスではそれほど明瞭ではない。

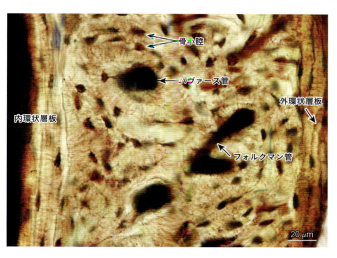

図G 緻密骨（大腿骨の横断, シュモール染色, 研磨標本）

マウスでは, オステオンはヒトのものほど明瞭ではないが, 研磨標本で観察すると, 骨小腔（内部に骨細胞）がハヴァース管を同心円状に取り囲む立派な骨単位をつくることがわかる。

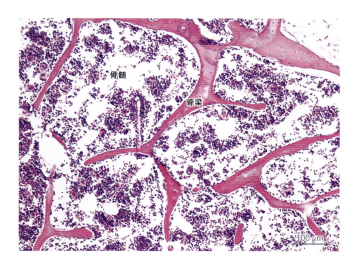

図H 海綿骨（大腿骨の骨頭, 脱灰標本）

骨端部の骨質はほぐれて梁（骨梁）が多方向に走っており, 全体を海綿骨という。骨梁の間を骨髄が占めている。

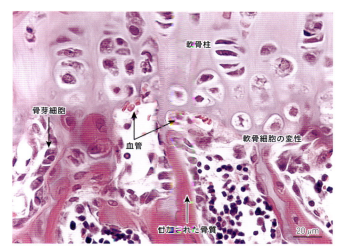

図I 軟骨内骨化（大腿骨の骨端板）

骨幹の両端にある骨端板（→36頁参照）で軟骨の骨化による骨の成長が起こっている。すなわち軟骨柱の下端で軟骨細胞の変性・軟骨基質の石灰化とそれに続く清掃, 骨質の付加が行われる。

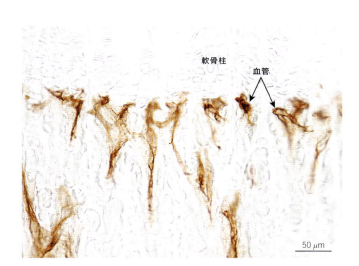

図J 骨端板の血管（大腿骨, CD31の免疫染色, 凍結切片）

血管の内皮をCD31抗体（→143頁参照）で焦げ茶色に染色したものである。骨端板では変性した軟骨細胞や石灰化した軟骨基質を除去して, 骨質の付加を誘導するが, それには血管の進入が不可欠である。

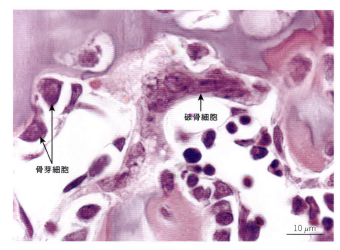

図K 破骨細胞と骨芽細胞（大腿骨の骨端板）

破骨細胞やマクロファージは変性した軟骨細胞や石灰化した軟骨基質を除去して, 軟骨の梁を残し, 骨芽細胞による骨の付加を誘導する。

4. 筋組織

　筋組織には，平滑筋，骨格筋，心筋の3種類があり，それぞれ形態学的特徴をもつ。
　平滑筋細胞などのよび方もあるが，筋細胞が細長いときには，平滑筋線維とよぶことが多い。平滑筋と心筋は独立した単核ないし2核の細胞，骨格筋は細胞が融合した多核の合胞体 syncytium からなる。筋線維を特異的に染めるには，筋フィラメントの構成蛋白，細胞膜成分，チャネルやトランスポーターなどがマーカーとして使える。一方，筋線維を束ねる間質の細網線維や膠原線維の役割も無視できない。

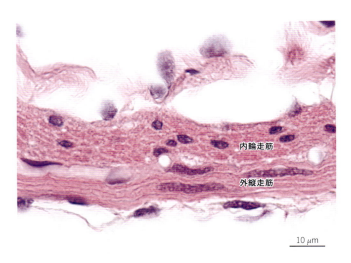

図A 平滑筋（小腸）
腸管では内輪走筋と外縦走筋が直交して2層の筋層をつくる。平滑筋線維の核は筋線維のほぼ中央に位置する。

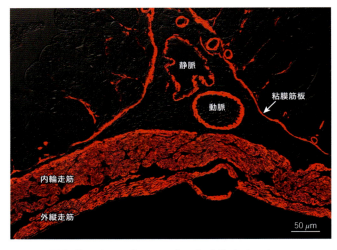

図B α平滑筋アクチン（α-SMA）の免疫染色（盲腸）
2層の平滑筋層のほか，粘膜筋板，動静脈の平滑筋が赤色に染まっている（→抗体は144頁参照）。

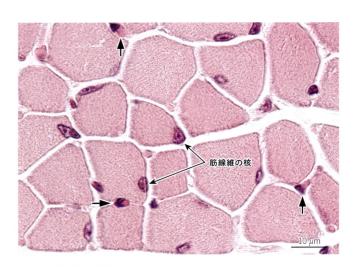

図C 骨格筋の横断
骨格筋線維の核は筋線維の周辺部にある。矢印で毛細血管をさす。

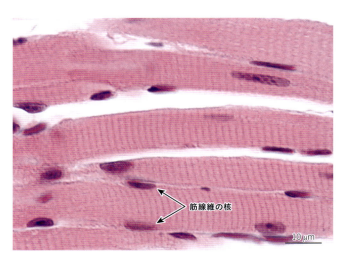

図D 骨格筋の縦断
骨格筋の縦断像では規則的な横紋がみえる。暗調のA帯と明調のI帯が交互に配列する。I帯の中央にZ板がかろうじてみえる。

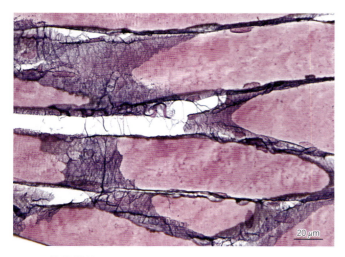

図E 骨格筋線維のさや（鍍銀法）
骨格筋線維は個別に，微細な細網線維の網と少量の膠原線維束がつくるさやで包まれている。

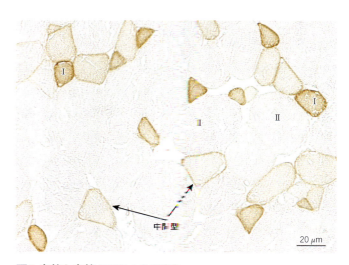

図F 赤筋と白筋（MCT1の免疫染色）
骨格筋には，細い赤筋線維（I型），太い白筋線維（II型），中間型がある。ミオシンのタイプで区別することができるが，乳酸の輸送を担うMCT1に対する抗体（→146頁参照）で染めると，I型の反応が強い。II型は反応陰性で，中間型は弱く染まる。

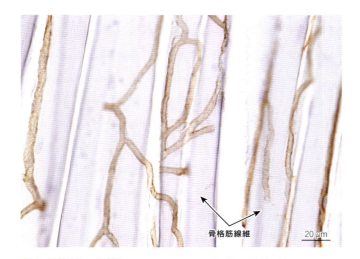

図G 骨格筋の血管（トマトレクチンによる標識，凍結切片）
ビオチン標識トマトレクチン（→146頁参照）を静脈投与して，血管内皮を褐色に染めた。骨格筋には毛細血管がよく発達している。

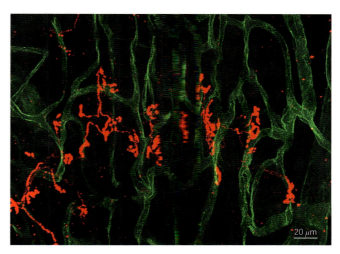

図H 運動終板（耳介，免疫二重染色，膜片標本）
耳介筋に終わる運動終板をCHT1に対する抗体で赤色に，血管をCD31に対する抗体で緑色に染めた（→抗体は144，143頁参照）。

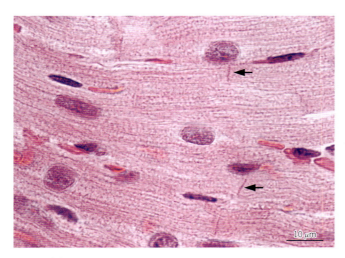

図I 心室筋
心筋線維の核はほぼ中央に1個ある。横紋は不明瞭であるが，介在板（矢印）はよくみえる。介在板を特異的に染めるには，デスミンの免疫染色（→28頁図N参照）が有用である。

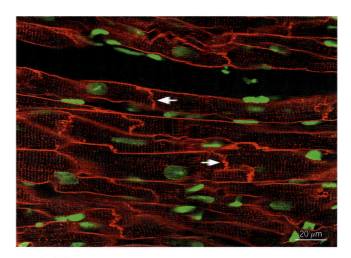

図J 心室筋（免疫染色，凍結切片）
MCT1に対する抗体で心筋線維の細胞膜の全体が赤色に染まり，介在板（矢印）の位置や形が明瞭である。核は緑色に染めてある。

5. 脂肪組織

　脂肪組織には，一般的な脂肪組織(白色脂肪，体脂肪ともいう)と褐色脂肪組織とがある。脂肪滴の形状が異なっており，白色脂肪細胞は単胞性(大型のものが1個)，褐色脂肪細胞は多胞性(小型のものが多数)の形態を示す。白色脂肪組織は，細胞内の脂肪塊が凍結しにくいため，凍結切片を作製するのは難しい。一般的なパラフィン切片では，エタノールやキシレンに漬けている間に脂肪が抜け去ってしまうことを念頭に置くべきである。

　褐色脂肪は，肩甲骨の間に大量に存在するが，少量のものが内臓の周囲にも付随している。ヒトでは成人期までに多くは消失するが，マウスでは成長しても残存する。

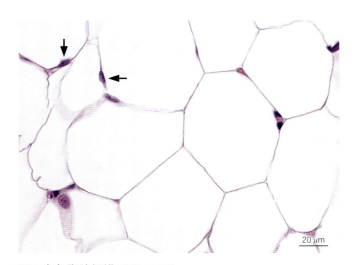

図A 白色脂肪組織(精巣の周囲)
パラフィン切片では脂肪滴は抜けるため，細胞の大半は空虚な空間になっている。細胞質は紙のようにうすく，その中に扁平な核(矢印)がみられる。

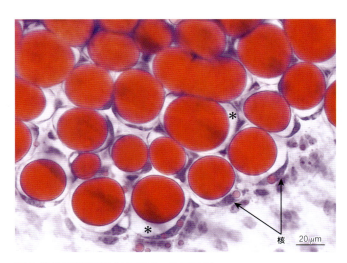

図B 白色脂肪組織(皮下組織，伸展標本)
皮下組織をスライドグラス上で伸展し，固定後ズダンⅢ(赤色)で脂肪を，トルイジンブルー(青色)で核を染色した。大きな脂肪球のほかに小さい脂肪滴が核の近くにみられる。脂肪球と細胞質の間には人工的な空所(＊印)が広がっている。

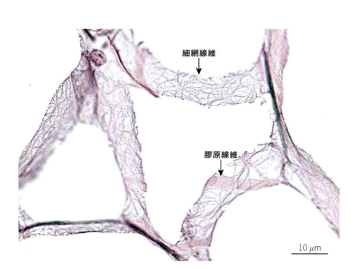

図C 白色脂肪組織の細網線維(鍍銀法)
個々の脂肪細胞は膠原線維と細網線維からなる繊細な網で包まれている。太く，赤味を帯びた膠原線維と黒色の細網線維を区別できる(→鍍銀法は148頁参照)。

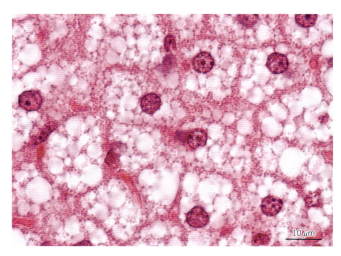

図D 褐色脂肪組織
丸い核が細胞のほぼ中央に存在する点で白色脂肪組織とは異なる。細胞質には小型の脂肪滴(やはり空虚な空間になっている)が多数みられ，脂肪滴の間を顆粒状のミトコンドリアが埋めている。

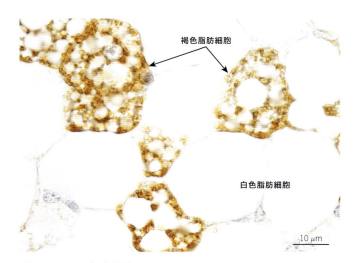

図E UCP1の免疫染色
褐色脂肪細胞を特異的に染色するには，脱共役蛋白 UCP1（uncoupling protein-1）が最適である．褐色脂肪細胞にはミトコンドリアが多く，UCP1 の働きにより ATP をつくる代わりに熱を産生することができる．UCP1 はミトコンドリアに局在する．周囲の白色脂肪細胞は UCP1 陰性である．

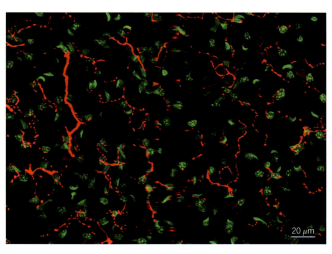

図F 褐色脂肪組織の神経支配（PGP9.5 の免疫染色，凍結切片）
褐色脂肪組織は神経支配が密で，とくに交感神経が多い．この図では，交感神経を含めすべての神経線維が PGP9.5 抗体（→ 144 頁参照）に赤色に染まっている．褐色脂肪細胞にはアドレナリン受容体が発現し，交感神経刺激により熱産生を行うことが知られている．

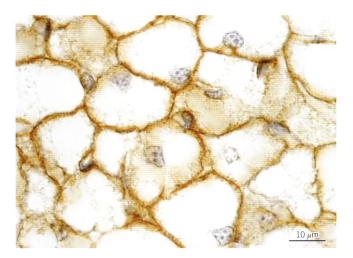

図G 褐色脂肪細胞の細胞膜に発現する MCT1（免疫染色）
モノカルボン酸輸送体のひとつ MCT1 が，褐色脂肪細胞の細胞膜に選択的に発現する（→抗体は 146 頁参照）[8]．白色脂肪細胞にも同様に発現するが，褐色脂肪により強い発現がみられる．MCT1 は脂肪合成のための材料を細胞内に取りこむために存在すると考えられる．

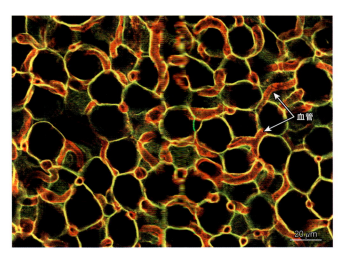

図H 褐色脂肪組織の血管（MCT1 と CD36 の免疫染色，凍結切片）
褐色脂肪組織では，血管の分布も密である．この標本では，脂肪酸の受容体でもある CD36 に対する抗体（→ 143 頁参照）で血管内皮と褐色脂肪細胞（の細胞膜）が赤色に染まっている．褐色脂肪の細胞膜は同時に MCT1 抗体で緑色に染まるので，赤色と緑色が重なり，黄色くみえる．

6. 末梢神経系

　末梢神経系とは，脳と脊髄以外の神経組織のことである。神経細胞体が集まった神経節と神経線維束からなる。

　ここでは，神経節と神経線維の基本的なことを説明するにとどめ，より詳細な神経系についての説明は13章で取り扱う。

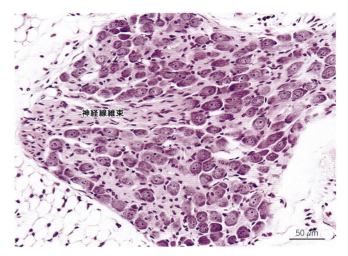

図A 自律神経節（腹腔神経節）
まるくて大きな神経細胞体がたくさん見える。神経線維束の中の細長い核は軸索を包むシュワン細胞の核である。

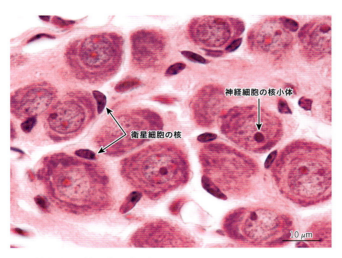

図B 神経細胞体と衛星細胞（図Aの一部拡大）
神経細胞体は大型で，まるい核に目立つ核小体をもつ。神経細胞体へばりつく小型の核は衛星細胞のものである。

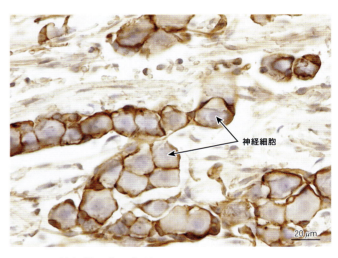

図C 三叉神経節の衛星細胞（3-PGDHの免疫染色，凍結切片）
L-セリン合成酵素である3-PGDHの抗体（→144頁参照）で衛星細胞が染まっている。衛星細胞は神経細胞を1個ずつ取り囲んでいる。衛星細胞やシュワン細胞のマーカーとしては，ほかにS100蛋白やGFAPなどがある。

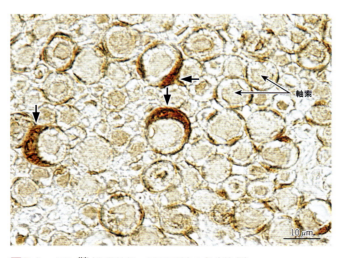

図D シュワン鞘（坐骨神経，S100蛋白の免疫染色）
坐骨神経の横断切片をグリア特異蛋白であるS100蛋白に対する抗体（→145頁参照）で染色した。核を含む細胞体（矢印）はここでは3か所でみられる。

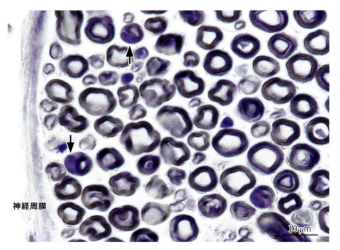

図E 有髄神経
　　（坐骨神経，オスミウム酸で固定後クレシルバイオレットで核染色）
坐骨神経の横断を見ると，径の異なる髄鞘が詰まっていることがわかる。シュワン細胞の核を矢印でさす（→固定・染色法は152頁参照）。

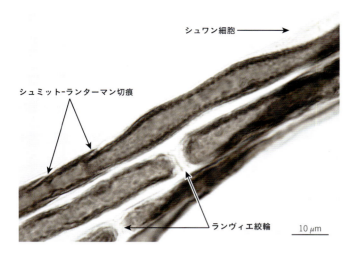

図F 髄鞘（坐骨神経，オスミウム酸で固定し，ほぐした標本）
この標本では，髄鞘がオスミウム酸で黒色にみえる。

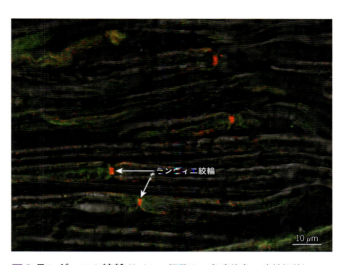

図G ランヴィエの絞輪（ミオシン軽鎖2の免疫染色，凍結切片）
ランヴィエ絞輪のマーカーとしてこのほかイオンチャネル，Caspr，コンタクチンなどがある（→ MLC2抗体は144頁参照）。

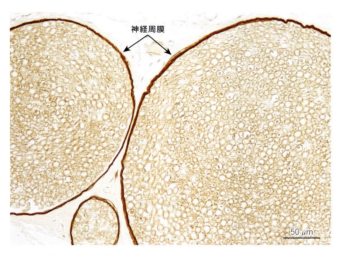

図H 坐骨神経の横断（MCT1の免疫染色）
図H，Iは隣接切片である。MCT1に対する抗体（→ 146頁参照）を使って免疫染色すると，神経周膜が染まる[24]。

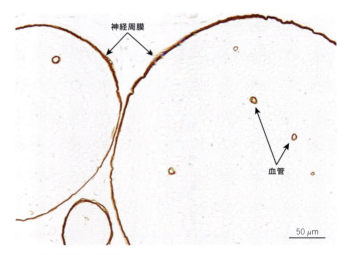

図I 坐骨神経の横断（GLUT1の免疫染色）
図Hの隣接切片。GLUT1に対する抗体（→ 146頁参照）を使って免疫染色した場合も，神経周膜が染まる。さらにGLUT1抗体では，神経束の中の血管内皮も染まる。

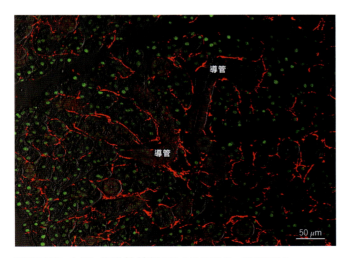

図J アドレナリン作動性神経（THの免疫染色，凍結切片）
雌の顎下腺でアドレナリン作動性神経を染色した。核は核酸を染める色素（SYTOX green）で緑色に染めてある。

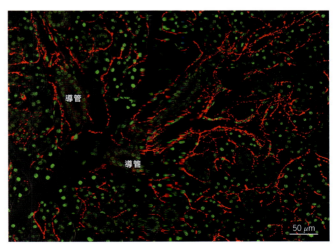

図K コリン作動性神経（VAChTの免疫染色，凍結切片）
図Jと同じ組織で，コリン作動性神経を染色した（→ 抗体は145頁参照）。顎下腺では，アドレナリン作動性とコリン作動性神経の密度は同程度である。

2章
リンパ性器官

7. 胸腺と脾臓

　リンパ性器官のうち，胸腺はTリンパ球の産生部位であることから，一次リンパ器官という。胸腺で分化したTリンパ球の配分を受け，免疫応答を起こす前線基地にあたるものを二次リンパ器官という。脾臓はリンパ節とともに二次リンパ器官であるが，脾臓には造血器官としての機能も備わっており，マウスでは生後も造血を続けている。

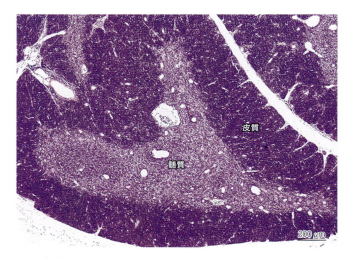

図A　胸腺の弱拡大
実質はリンパ球が密な皮質と疎な髄質に分かれる。ヒトにみられるような小葉間結合組織の発達の程度は低い。

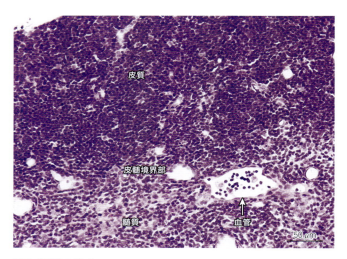

図B　胸腺の拡大
髄質には比較的大きな血管が多い（→図E参照）。ヒトでみられるようなハッサル小体はないが，図Cの矢印でさす構造物がそれに相当するかもしれない。

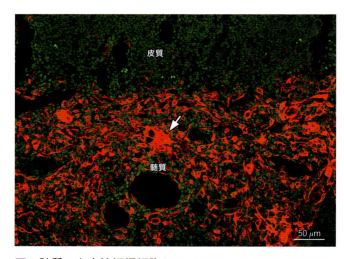

図C　髄質の上皮性細網細胞（胸腺，ケラチンの免疫染色，凍結切片）
胸腺の細胞性支柱を上皮性細網細胞がつくる。上皮性であるため，ケラチンを豊富に含む。ここでは髄質の細網細胞が強く赤色に染まっている。

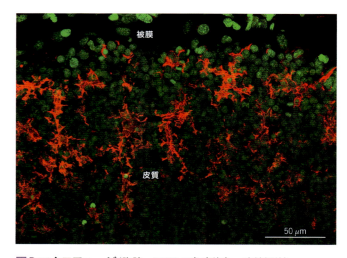

図D　マクロファージ（胸腺，F4/80の免疫染色，凍結切片）
マクロファージ（赤色）は被膜下から皮髄境界部にかけて分散するが，とくに被膜直下に多い（→抗体は143頁参照）。それらは複雑な突起をリンパ球の間に伸ばしている。

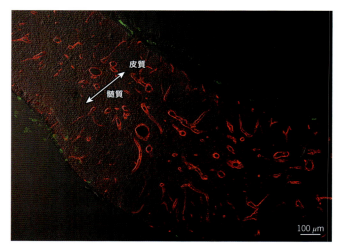

図E　胸腺の血管（CD31の免疫染色，凍結切片）
リンパ球の胸腺外への移動に重要な血管は比較的多く，髄質には径の大きい動静脈が集まっている。リンパ節にみられる高内皮細静脈は，胸腺では発達しない。

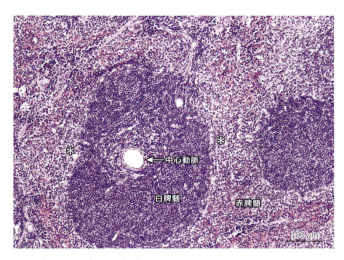

図F 脾臓の白脾髄と赤脾髄
ヘマトキシリンで青紫色に染まるリンパ球が集積する部位は白脾髄，赤血球が多い部位が赤脾髄である。それらの境界部に辺縁帯（＊印）がある。

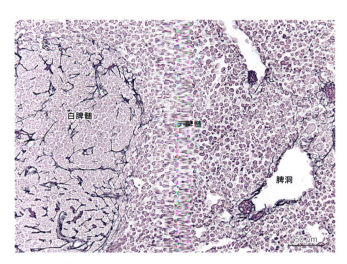

図G 細網線維（脾臓，鍍銀法）
細網線維はヒトの場合赤脾髄に主に分布するが，マウスでは大きな脾洞の壁を除けば，ほとんど存在しない。細網線維はむしろ白脾髄に多い。

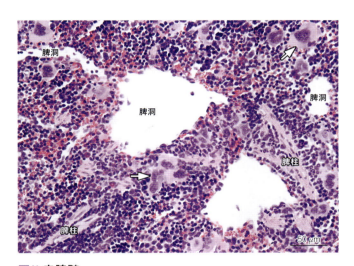

図H 赤脾髄
さまざまなサイズ，形の脾洞がみられる。また，赤脾髄の細胞としては巨核球（矢印）が目立つ。脾柱は平滑筋と弾性線維を豊富に含み，脾臓全体の収縮・弛緩に寄与している。

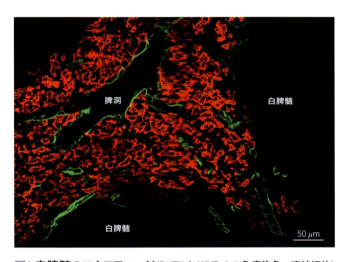

図I 赤脾髄のマクロファージ F4/80 と LYVE-1 の免疫染色，凍結切片
赤脾髄の主要な細胞のひとつはマクロファージである。脾洞の周囲を多数のマクロファージ（F4/80 陽性，赤色）が占めている。脾洞の内皮が LYVE-1 抗体（→ 143 頁参照）で緑色に染まっているが，マウスの系統や性により染まらないことがある（これは dd の雄）。

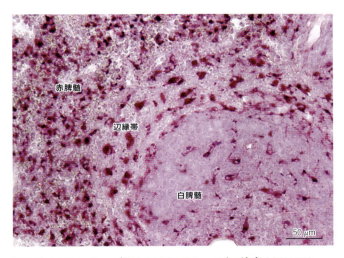

図J 酸ホスファターゼによるマクロファージの染色（凍結切片）
陽性のマクロファージは白脾髄（脾小節）には少ない。辺縁帯には大型のマクロファージが，赤脾髄には小型のマクロファージが集積している。F4/80 抗体に反応するのは赤脾髄のマクロファージ（→図I参照）であろう。

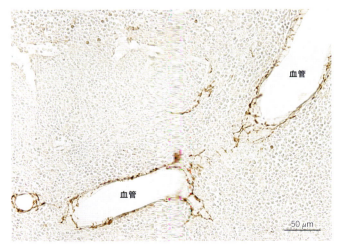

図K アドレナリン作動性の神経 TH の免疫染色，凍結切片
脾臓には交感神経が豊富であり，ここでは TH に対する抗体（→ 145 頁参照）で染色した。アドレナリン作動性の神経は主に血管壁に分布する。

8. リンパ節

リンパ節の観察には，最も大きい腸間膜リンパ節（右図の矢印）がよく用いられる（図 A〜J はすべて腸間膜リンパ節）。リンパ節では，胚中心をもつリンパ小節（皮小節，リンパ濾胞ともいう）が表層に並び皮質をつくる。髄質は細い索状のリンパ球集塊が迷路状に走る。皮質と髄質の間を傍皮質が占めるが，皮質と髄質が隣り合う箇所もある。ヒトと異なり，被膜から伸びる小柱がないため，辺縁洞は髄洞に直接つながる。

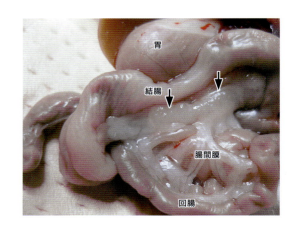

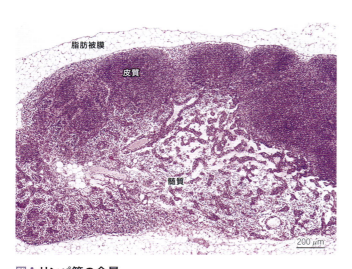

図A リンパ節の全景
おおまかにリンパ球が密集する皮質と明るい髄質に分けられる。

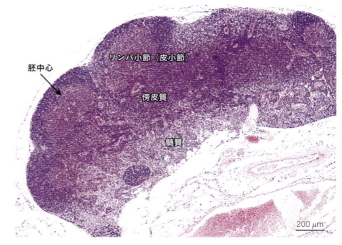

図B リンパ小節と傍皮質
皮質では胚中心をもつリンパ小節（皮小節）が並び，その深層，すなわち皮質と髄質の間に傍皮質がひろがる。

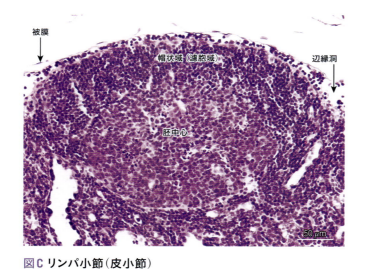

図C リンパ小節（皮小節）
胚中心（明中心）の被膜側にリンパ球の集まった帯状の領域があり，帽状域（または濾胞域）とよばれる。

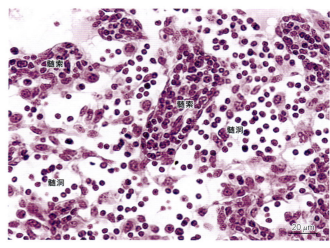

図D 髄質
髄質ではリンパ球の密度は低く，全体として明るい。リンパ球が集まる髄索以外の領域は髄洞で，そこでは細網細胞が細胞質突起により網をつくっている。

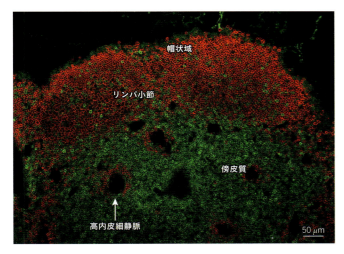

図E Bリンパ球とTリンパ球（免疫二重染色，凍結切片）
B220抗体（→143頁参照）で染まるBリンパ球（赤色）はリンパ小節（皮小節）に集まっている。CD3抗体で染まるTリンパ球（緑色）は傍皮質を占めている。

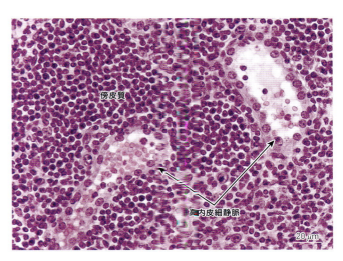

図F 傍皮質と高内皮細静脈
傍皮質ではリンパ球が特別な配列を示すことなく密集しており，その中に背が高い内皮細胞からなる特殊な細静脈（高内皮細静脈，HEV）がみられる。

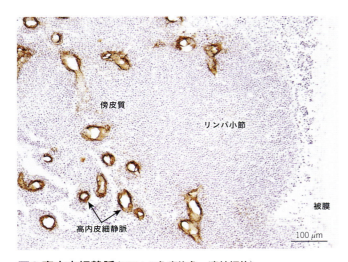

図G 高内皮細静脈（PNAdの免疫染色，凍結切片）
PNAd（peripheral node addressin）に対する抗体（→143頁参照）では，高内皮細静脈の内皮が特異的に染まる。高内皮細静脈は傍皮質に存在し，その周囲にT細胞が多い胸腺依存域を形成する。

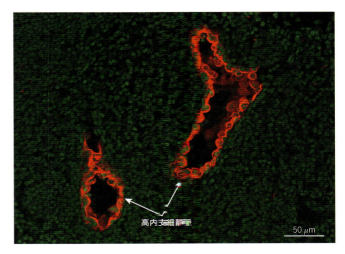

図H 高内皮細静脈（PNAdの免疫染色，凍結切片）
内皮細胞がふっくらとしており，管腔に向かって膨隆していることがわかる。すべての細胞の核は緑色に染まっている。

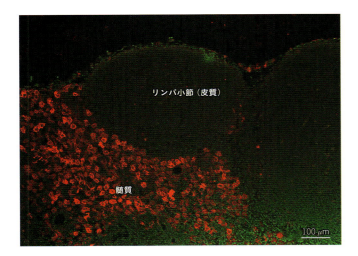

図I リンパ節のマクロファージ（F4/80の免疫染色，凍結切片）
マクロファージ（赤色）は大型で，主として髄質に集まっている（→抗体は143頁参照）。

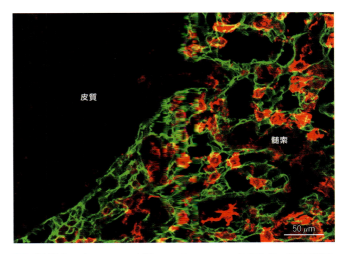

図J 髄洞とマクロファージ（F4/80とLYVE-1の免疫染色，凍結切片）
LYVE-1に対する抗体（→143頁参照）で髄洞をつくる細網細胞が緑色に染まっている。赤色に染まるマクロファージは主に髄洞の中にいる。

9. 腸のリンパ性組織

腸管は外来抗原が常に侵入する器官であるので，独自のリンパ性組織が発達する。それらは，小規模の集まりであるリンパ球浸潤（クリプトパッチ），結節性の孤立リンパ小節，集合リンパ小節であるパイエル板などに分類される。また，上皮内には多量のTリンパ球が進入しており，上皮内リンパ球とよばれる。

右図は小腸の集合リンパ小節であるパイエル板の弱拡大像である。

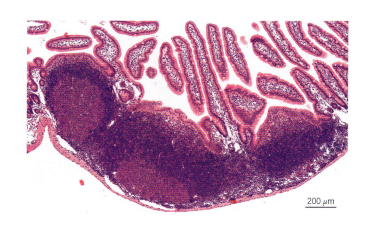

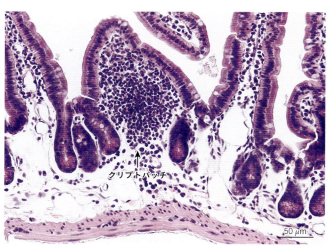

図A リンパ球浸潤
リンパ球主体の小規模でゆるやかな集合体が，腸粘膜の至るところでみられる。以前は小さな炎症巣と考えられていたが，上皮間Tリンパ球を産生する特殊なリンパ性組織であることがわかり，クリプトパッチとよばれている。

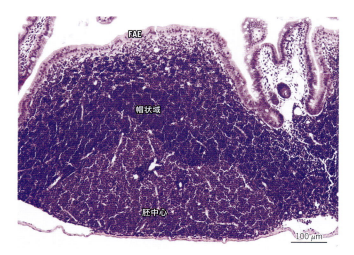

図B パイエル板のリンパ小節（リンパ濾胞）
パイエル板を構成するリンパ小節を示す。大きな胚中心をもち，帽状域も厚い。リンパ小節をおおうドーム状の上皮を濾胞関連上皮 follicle-associated epithelium（FAE）とよぶ。

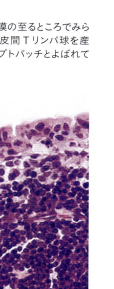

図C 濾胞関連上皮（FAE）
FAEではリンパ球を中心に細胞の浸潤がはなはだしく，上皮の列が一般の絨毛上皮にくらべると乱れている。

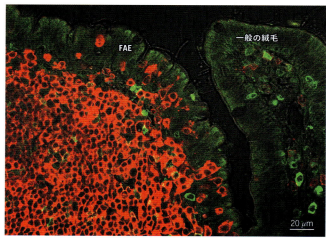

図D FAEのBリンパ球（B220とCD3の免疫二重染色，凍結切片）
FAEには，主にBリンパ球が進入しており，B220抗体で赤色に染まっている（→抗体は143頁参照）。また，リンパ小節も主にBリンパ球から構成されることがわかる。Tリンパ球はCD3抗体で緑色に染まっている。

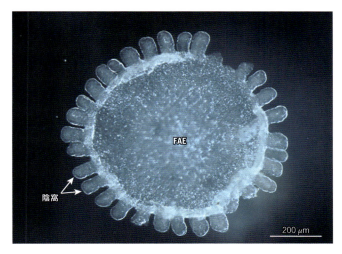

図E 単離したパイエル板上皮（実体顕微鏡観察）
EDTAを使ってパイエル板のドーム状の濾胞関連上皮（FAE）を取り出したもの。周囲には付随する陰窩が多数取りまいている。

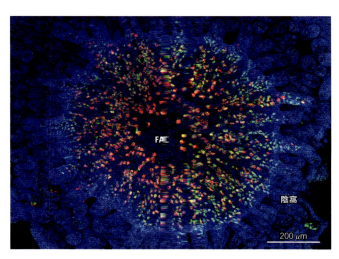

図F パイエル板上皮（FAE）のM細胞（免疫二重染色）
図Eの標本を使ってM細胞の分化マーカー（Tnfaip2とGP2）で丸ごと染色した。Tnfaip2（緑色）はFAEの周辺部に多く，これらが成熟するとGP2陽性（赤色）になり中央部に移動する（→詳細は文献11参照）。

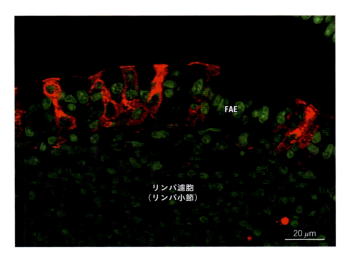

図G M細胞（GP2の免疫染色，凍結切片）
FAEには，抗原や細菌を積極的に取りこむM細胞が散在している。最近では，M細胞特異的なマーカー物質がみつかり，抗体で検出できるようになった。ここでは，成熟M細胞のマーカーであるGP2に対する抗体を用いて赤色に染めた。

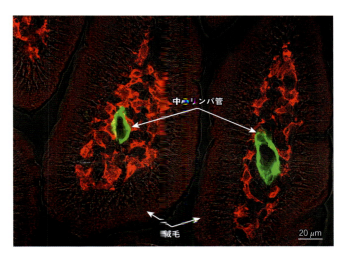

図H 固有層のマクロファージ（免疫二重染色，凍結切片）
F4/80に対する抗体で固有層のマクロファージを赤く，中心リンパ管をLYVE-1抗体で緑色に染めた（→抗体は143頁参照）。

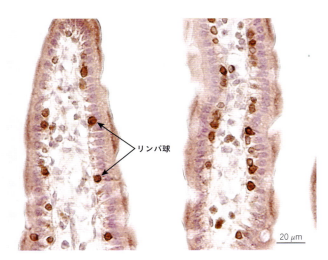

図I 絨毛のTリンパ球（CD3の免疫染色，凍結切片）
Tリンパ球は絨毛の先端近くまで，上皮内に多数分布する。リンパ球は上皮細胞2〜3個あたり1個存在するという[6]。固有層には少ない。

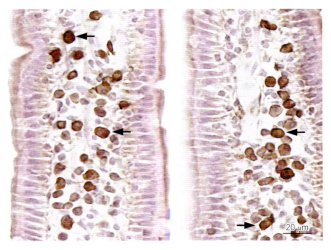

図J 絨毛のBリンパ球（B220の免疫染色，凍結切片）
B220抗体で染まるBリンパ球および形質細胞は絨毛の中央部を占める固有層に集まっている。大型の細胞（矢印）は形質細胞であろう。

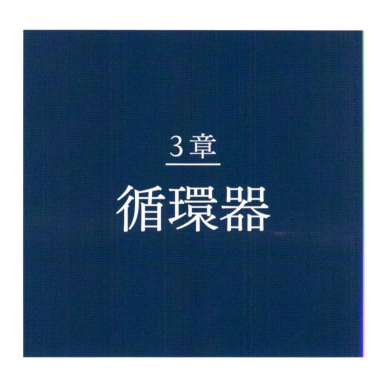

3章

循環器

10. 心臓

心臓は全身に血液を送り出すポンプの役割をもつ。その全体が心筋でできているが，ほかに弁や神経節を含む。心臓の自動能を担うのは特殊心筋からなる刺激伝導系であり，洞房結節，房室結節，ヒス束，プルキンエ線維などからなる。神経調節も重要で，自律神経が刺激伝導系のほか神経節や心筋層に分布する。心筋層に分布する神経線維は心房筋に，より多い。特徴的なものとして，心房筋は内分泌顆粒を多数含み，心房性ナトリウム利尿ペプチド（ANP）を産生分泌している。

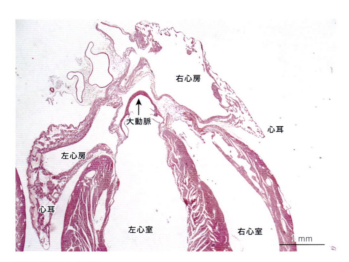

図A 心房と心室
心房壁は心室壁にくらべるとはるかに薄い。心房の飛び出している部分を心耳という。

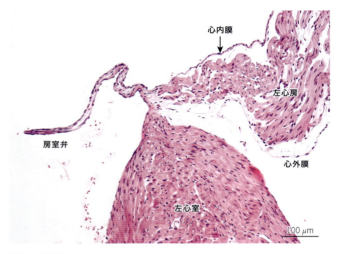

図B 房室弁
心臓の弁は心内膜で包まれ，内部は結合組織（膠原線維）で占められる。

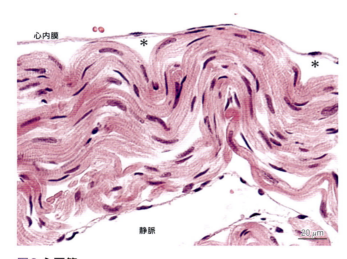

図C 心房筋
横紋はみえるが，介在板は不鮮明である。心内膜は内皮とその下の疎性結合組織からなる。ここでは，心内膜と筋層の間に人工的な隙間（＊印）ができている。

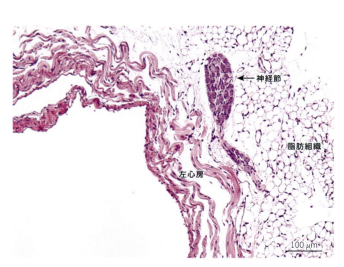

図D 神経節
心臓壁には，心房筋と周囲の脂肪組織の間に自律神経節がある。

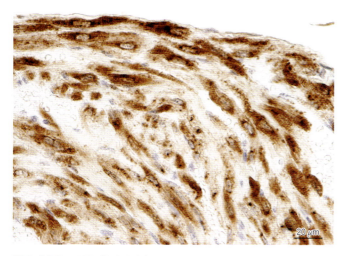

図E 心房のANP（免疫染色）
心房筋のほとんどが心房性ナトリウム利尿ペプチド（ANP）に対する抗体（→145頁参照）に反応し，さまざまな程度に染まる。ANPを含む顆粒は核の近傍に集まる傾向にある。

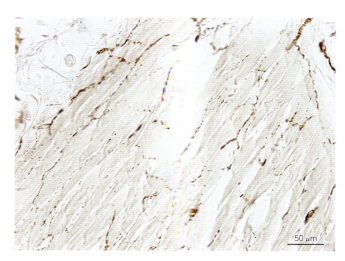

図F 神経分布（右心室，PGP9.5の免疫染色，凍結切片）
心臓全体に自律神経支配は密であるが，心筋層内での密度は心室より心房で高く，心室では左心室より右心室で高くなる（→抗体は144頁参照）。

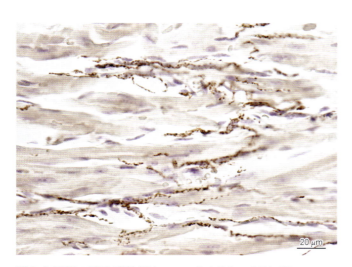

図G 心房筋の副交感神経（VAChTの免疫染色，凍結切片）
心室よりも心房の神経支配ははるかに密で，またコリン作動性神経がアドレナリン作動性神経よりも優位である。ここでは心房筋をコリン作動性神経のマーカーであるVAChTで染めた（→抗体は145頁参照）。

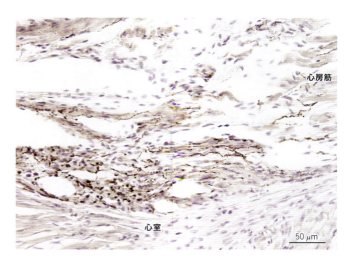

図H 房室結節のコリン作動性神経（VAChTの免疫染色，凍結切片）
心室近くに神経線維（コリン作動性）がとくに集まっている領域がある。おそらく房室結節の一部であろう。房室結節を構成する心筋線維は通常の心筋線維より細いので，核が密集する。

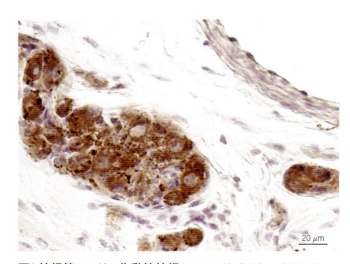

図I 神経節のコリン作動性神経（VAChTの免疫染色，凍結切片）
心臓神経節を構成する細胞体の多くのものと神経節に終わる点状の節前線維が，VAChT抗体に染まっている。

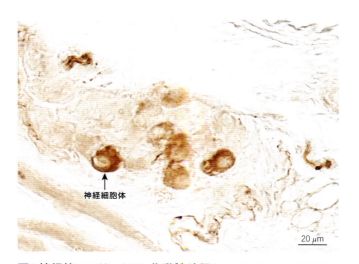

図J 神経節のアドレナリン作動性神経（THの免疫染色，凍結切片）
心臓神経節の中には，一部アドレナリン作動性のニューロンが含まれている（→抗体は145頁参照）。

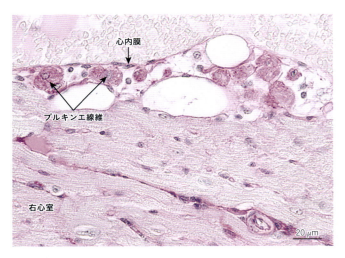

図K プルキンエ線維（PAS染色）
右心室の心内膜下に，PAS染色（→147頁参照）で赤紫色に染まるプルキンエ線維を区別することができる。大型の哺乳類（ヒツジなど）と比べてPAS反応はやや弱い。

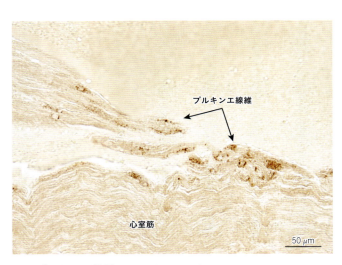

図L プルキンエ線維のANP（免疫染色）
ANPは本来心房筋に含まれるが（→前頁図E参照），心室ではプルキンエ線維にもある程度含まれる（→抗体は145頁参照）。

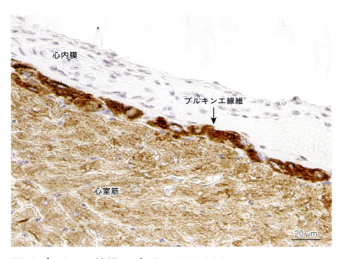

図M プルキンエ線維のデスミン（免疫染色）
プルキンエ線維を染めるのに，中間径フィラメントの構成蛋白であるデスミンは有用であろう（→抗体は144頁参照）[28]。

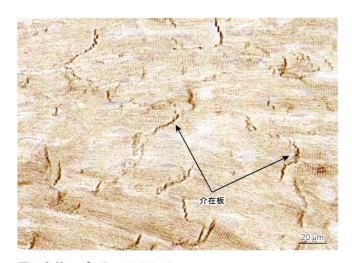

図N 心筋のデスミン（免疫染色）
心筋線維ではデスミンが介在板に集中しているので，介在板の染色には有用である。

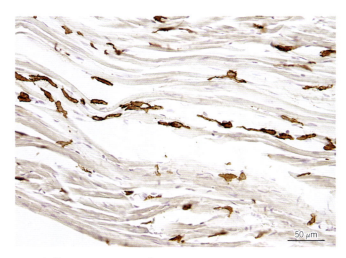

図O 心筋のマクロファージ（LYVE-1の免疫染色，凍結切片）
LYVE-1抗体（→143頁参照）はリンパ管以外にマクロファージを染色することがある。心筋内の陽性細胞は突起を伸ばす不規則な形で，ほぼ均一に分布する。すべてがマクロファージであるか否かは検討を要する。

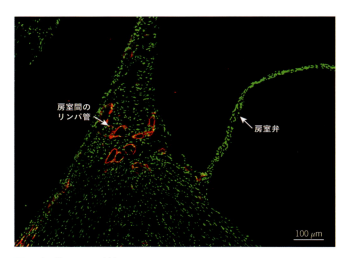

図P 心臓のリンパ管（LYVE-1の免疫染色，凍結切片）
弁の基部や房室間（線維三角）にはLYVE-1陽性（赤色）のリンパ管が集まる。ここではすべての核は緑色に染まっている。

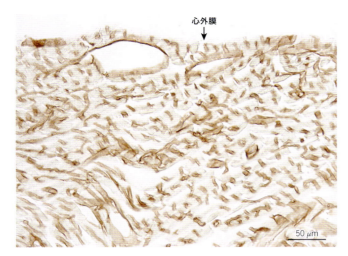

図Q 心筋内の血管（右心室，CD31の免疫染色，凍結切片）
CD31抗体（→143頁参照）で血管を染めてある．心筋組織内には毛細血管が豊富に存在することがわかる．

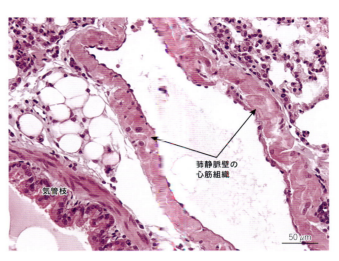

図R 肺静脈壁の心筋組織（肺）
この部位は心臓ではないが，肺静脈の壁に心筋線維が出現する．マウスでは，肺内の比較的細い肺静脈にも伸びており，myocardial sleeve や静脈心臓とよばれる．

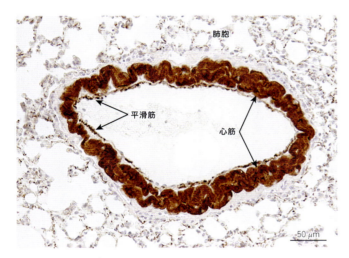

図S 肺静脈のデスミン（免疫染色）
ヒトでも肺静脈の起始部に心筋組織があるが，このように肺の中まで深く進入することはない．心筋線維の出現が肺静脈を肺動脈と区別する指標にもなるが，全長にわたって存在するわけではない[19]．血管内皮と心筋組織の間に薄い平滑筋層が認められる．

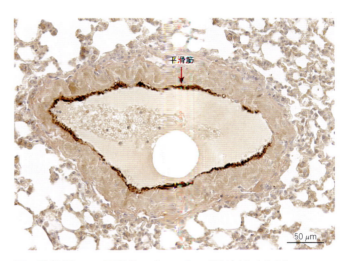

図T 肺静脈のα平滑筋アクチン（α-SMA）（免疫染色）
図Sの隣接切片をα-SMA抗体（→144頁参照）で染色した．

11. 動静脈

血管は内膜，中膜，外膜の3層からなる。血管壁の主体をなすのは輪走ないし，らせん状の平滑筋からなる中膜である。静脈では中膜は非常に薄く，平滑筋層を同定できない場合がある。

動脈はヒトの場合と同様に，心臓に近い大きな動脈は弾性板が中膜に発達しており，弾性型動脈という。それ以外の通常の動脈では中膜が主に輪走平滑筋からなっており，筋型動脈という。

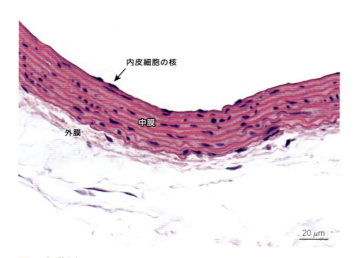

図A 大動脈（弾性型動脈）
血管の主体を占める中膜にはエオジンで赤色に染まる弾性板が数層にわたって観察される。中膜の弾性板の間は平滑筋が占めている（→図D参照）。

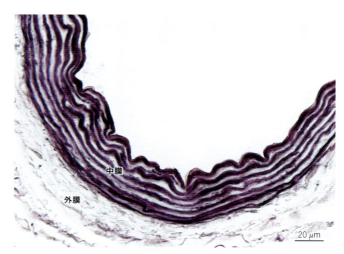

図B 大動脈の弾性板（レゾルシンフクシン染色）
弾性線維染色によく用いられるレゾルシンフクシンで中膜の弾性板が黒紫色に染まる。

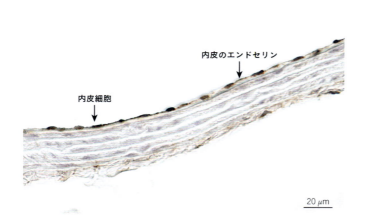

図C 内皮細胞のエンドセリン（弾性型動脈，免疫染色，凍結切片）
大きな動脈では内皮細胞が血管平滑筋を収縮させる活性ペプチドのエンドセリンを産生する。よって動脈は自ら血管を収縮させる機構をもつことになる。

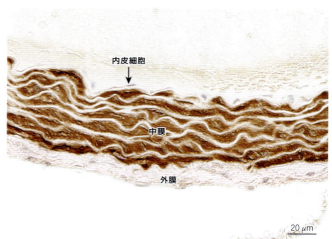

図D 弾性型動脈の平滑筋（免疫染色）
α平滑筋アクチン（α-SMA）に対する抗体（→144頁参照）で平滑筋線維が茶色に染まっている。白く波打っている弾性板の間は平滑筋が占めている。

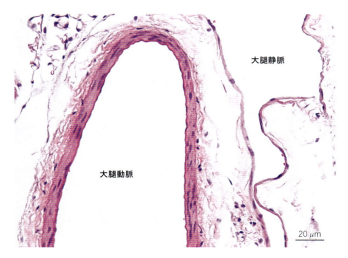

図E 大腿動静脈
大腿動脈は筋型動脈である。右がわには大腿静脈が並んでおり、壁の厚さの違いが際立っている。

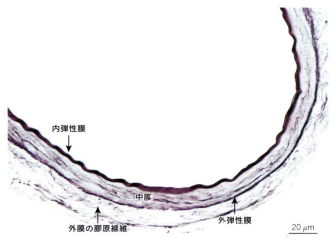

図F 大腿動脈の弾性板（レゾルシンフクシン染色）
筋型動脈では、内膜と中膜の間に弾性板が必ず存在し内弾性膜とよぶ。中膜と外膜の間にはそれより薄い外弾性膜が観察される。ライトグリーンで外膜の膠原線維が薄く緑色に染まっている。

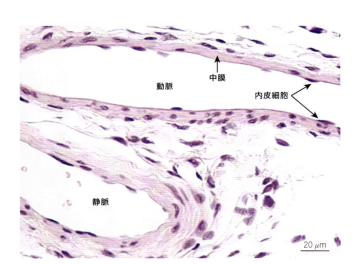

図G 中型の動静脈
ここで見られる動脈は筋型動脈で、平滑筋からなる中膜が明瞭である。

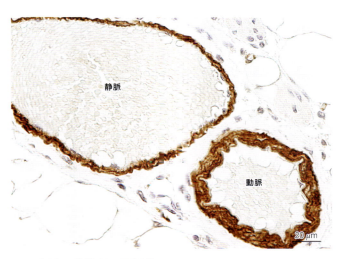

図H 中型の動静脈の平滑筋（α-SMAの免疫染色）
伴行する動静脈で、平滑筋からなる中膜の厚さの違いがよくわかる。

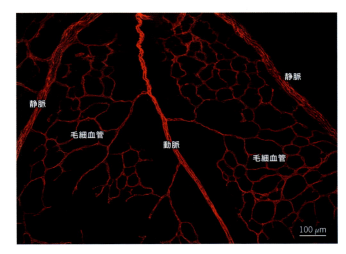

図I 動脈、毛細血管、静脈の関係（CD31の免疫染色、膜片標本）
生後7日齢の網膜で血管系の全体を染色した（→抗体は143頁参照）。

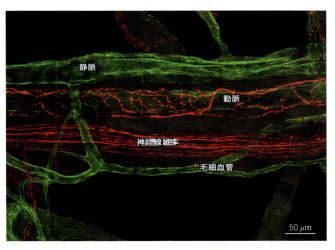

図J 動静脈の神経支配（耳介の皮下、免疫二重染色、膜片標本）
血管の全体がCD31抗体で緑色に、交感神経がTH抗体で赤色に染まっている（→抗体は143、145頁参照）。ここでは動脈にだけ密な神経支配がみられる。

12. 血管内皮と毛細血管

血管を染色する際に，内皮に特異的な物質を検出するのが一般的である。それ以外では，平滑筋や周皮細胞を染め出すことも有効である。また，薄い切片よりも，厚い切片や膜片標本のほうが，血管の全体像をとらえることができる。

毛細血管の主体は内皮細胞で，それに若干の周皮細胞が付随する。

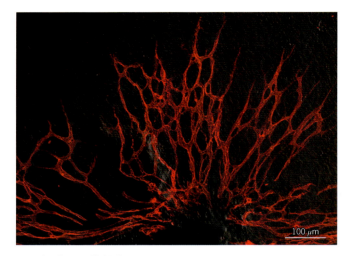

図A 網膜の血管新生（生後1日齢，CD31の免疫染色）
網膜を広げて丸ごとCD31抗体（→143頁参照）を用いて染色し，血管新生の先端部をみる。

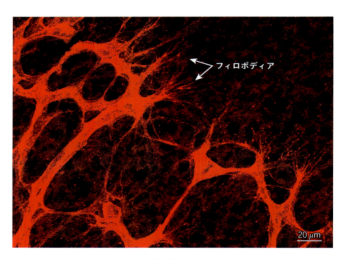

図B 血管新生にみるフィロポディア（網膜，免疫染色）
CD31に対する抗体で生後1日齢の網膜を染めたもの。新生血管の先端には特徴的なフィロポディア filopodia がみられる。

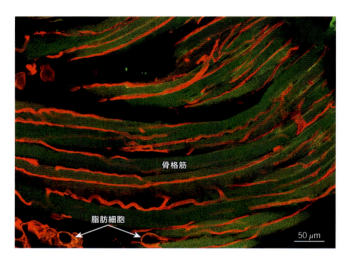

図C CD36抗体による血管内皮の染色（舌筋，凍結切片）
CD36はスカベンジャー受容体で，マクロファージや脂肪細胞などに発現するが，CD36抗体（→143頁参照）により血管内皮もよく染まる（赤色）。

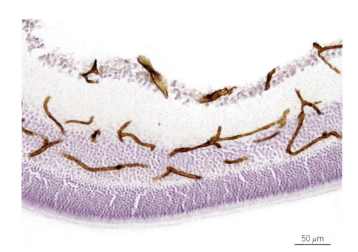

図D トマトレクチンによる血管の標識（網膜）
ビオチン標識トマトレクチン（→146頁参照）を尾静脈から投与して，30分後に採取し，凍結切片を作製してアビジン-ペルオキシダーゼで可視化した。核をヘマトキシリンで染色している。

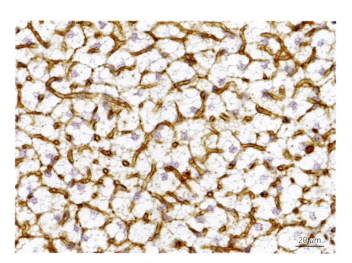

図E レクチンを用いた血管の染色（褐色脂肪組織）
ビオチン標識 *Maackia amurensis* レクチンで染色し，アビジン-ペルオキシダーゼで可視化した。このレクチンは血管内皮表面に発現するα2,3-シアル酸を認識する。

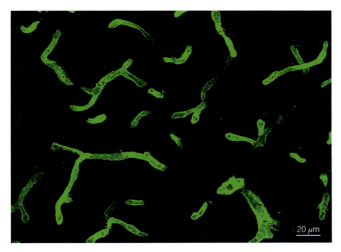

図F 栄養素輸送体による内皮の染色(GLUT1の免疫染色)
生後35日齢の脳をグルコーストランスポーター(GLUT1)に対する抗体(→146頁参照)で染色した。血液脳関門が発達する脳の血管内皮にはGLUT1が発現し,脳にグルコースを供給している。

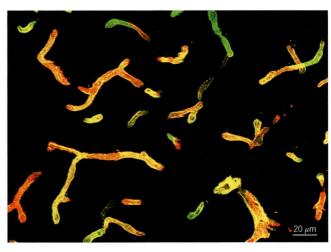

図G 栄養素輸送体による内皮の染色(GLUT1とMCT1の免疫染色)
図Fを同時に乳酸・ケトン体のトランスポーター monocarboxylate transporter 1(MCT1)に対する抗体で赤色に染色し,像を重ね合わせた。

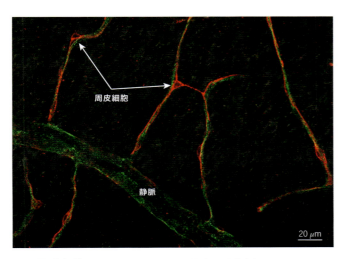

図H 周皮細胞(網膜,CD31とNG2の免疫二重染色)
網膜の膜片標本で,血管内皮をCD31抗体で緑色に,周皮細胞をNG2に対する抗体(→143頁参照)で赤色に染色した。NG2はコンドロイチン硫酸プロテオグリカンの一種である。

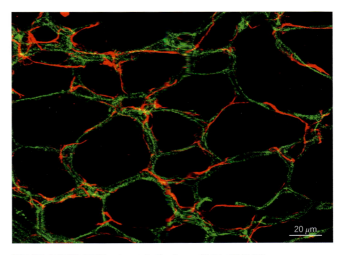

図I 周皮細胞(網膜,CD31とデスミンの免疫二重染色)
生後7日齢の網膜の膜片標本で,血管をCD31抗体で緑色に,デスミンを赤色に染めた。デスミン陽性の周皮細胞が毛細血管網に付随している(→抗体は144頁参照)。デスミンの免疫染色では核の位置が不明瞭である。

13. リンパ管

毛細リンパ管は組織中で突然始まり，次第に集合して（集合リンパ管），最後は心臓近くで静脈に注ぐ。その途中には濾過装置でもあるリンパ節が存在する。リンパ管は回収した組織液やリンパ球を運ぶほか，脂肪を運ぶ腸管のリンパ管のように特別の役割をもつ場合がある。

リンパ管の同定，とくに静脈や組織間隙との区別は難しい場合があるが，リンパ管内皮に特異的な物質がみつかり，免疫染色で同定が容易になった。また，リンパ管壁の平滑筋層は静脈のものより薄く，不規則であるからα平滑筋アクチンα-smooth muscle actin（α-SMA）の染色により，リンパ管と静脈を区別するのもよい。

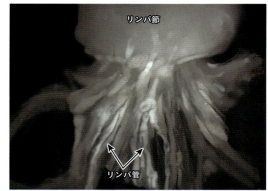

生後9日齢の腸間膜リンパ節とリンパ管（リンパ管内容物はミルク由来の脂肪を含むため白く光ってみえる）

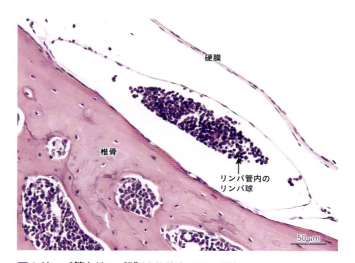

図A リンパ管とリンパ球（脊柱管内のリンパ管）
リンパ管の中にリンパ球が多数含まれている場合は，同定は難しくない。

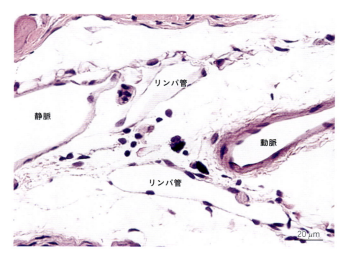

図B リンパ管と血管
リンパ管の末梢部は内皮細胞だけからなり，静脈よりさらに薄くなる。

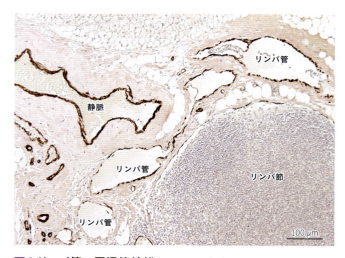

図C リンパ管の平滑筋線維（α-SMA の免疫染色）
リンパ節近傍の血管とリンパ管をα-SMAに対する抗体（→144頁参照）で区別したもの。リンパ管壁の平滑筋層は静脈と異なり途切れる場合が多い。

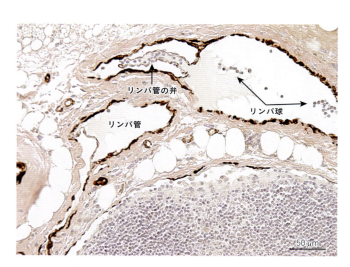

図D リンパ管の平滑筋線維（図Cの一部拡大）
リンパ管には赤血球は含まれず，血球成分の主体はリンパ球になることも重要である。

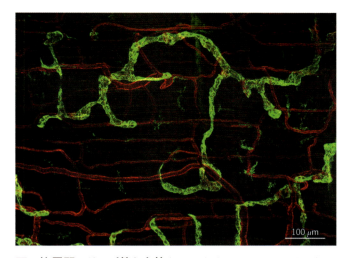

図E 筋層間のリンパ管と血管（結腸，免疫二重染色，膜片標本）
リンパ管が LYVE-1 抗体で緑色に，血管が CD31 抗体（→ 143 頁参照）で赤色に染まっている。盲端でリンパ管が始まり吻合する様子がわかる。

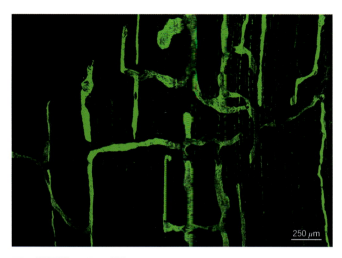

図F 横隔膜のリンパ管（LYVE-1 の免疫染色，膜片標本）
横隔膜筋部のリンパ管で，やはり盲端でリンパ管が筋肉内から起こっている。腹水の吸収・循環には横隔膜のリンパ管が関与するという。

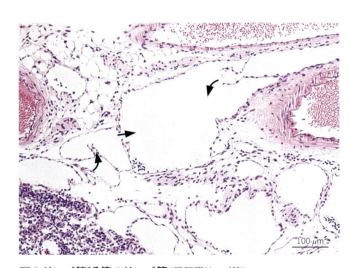

図G リンパ節近傍のリンパ管（腸間膜リンパ節）
リンパ管が合流する様子がわかる場面である。矢印はリンパの流れる方向を示している。

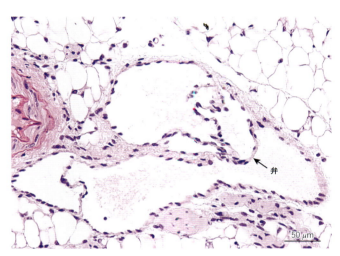

図H 腸間膜の集合リンパ管
壁は厚くなり部分的に平滑筋をもつようになる。

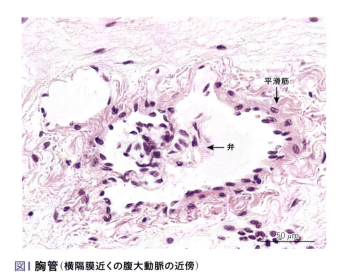

図I 胸管（横隔膜近くの腹大動脈の近傍）
胸管の壁に平滑筋線維が発達するが，部分的である。

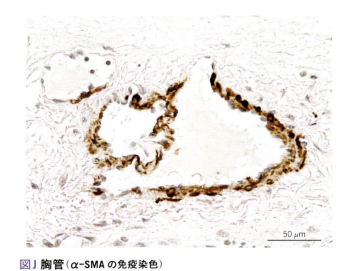

図J 胸管（α-SMA の免疫染色）
図Iの隣接切片を α-SMA 抗体で染めた。平滑筋線維はところどころ途切れ，また輪走・縦走して，一定の走行を示さない。

14. 骨髄

　骨の中の空所（骨髄腔）を占める造血組織が骨髄である。マウスでは常に骨髄組織がみられ（生後20〜30週齢まで），脂肪組織に置き換わるのは，ずいぶん後のことである。

　骨髄組織をみる際に，まず中心静脈とそれに連なる洞を目印にするとよい。洞や血管以外の領域は細胞の集合体で造血細胞と間質細胞からなる。間質細胞（ストローマ細胞）には，細網細胞，血管外膜細胞，脂肪細胞，マクロファージなどが含まれる（血管内皮細胞を加えることもある）。

　なお，ここで用いた標本はすべて脱灰標本（→2頁参照）である。

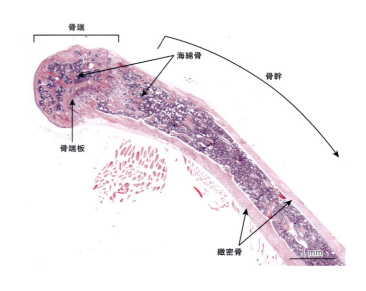

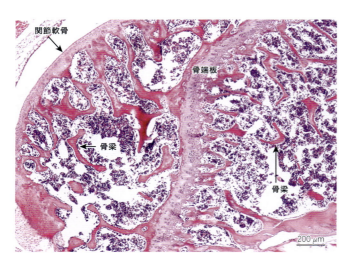

図A 海綿骨内の骨髄
骨端部と軟骨内骨化が起こっている骨端板の近くは骨梁（骨小柱）が錯綜する海綿骨（海綿質）が占めており，その間に骨髄組織がある。

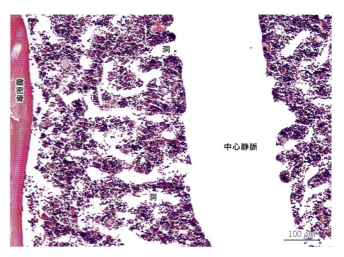

図B 骨幹の骨髄
中央を中心静脈が走る。それに向かって洞（洞様毛細血管）が集まる。

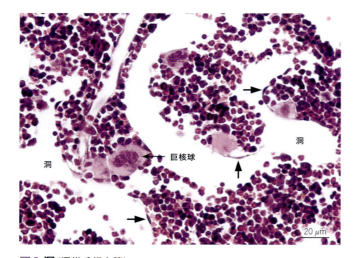

図C 洞（洞様毛細血管）
内腔が空虚で洞窟のようにみえるのが洞であるが，標本によってはここに赤血球が充満している場合がある。薄いが，血管内皮細胞（矢印）が確認できる。

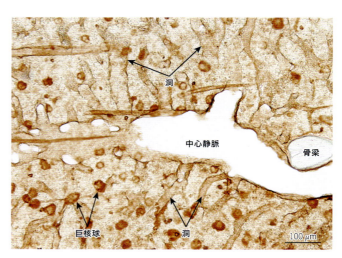

図D 洞（CD31の免疫染色，凍結切片）
洞と中心静脈の血管内皮がCD31抗体（→143頁参照）で茶色に染まっている。巨核球も同時に染まっている。直線的に走る血管は動脈性の血管である。

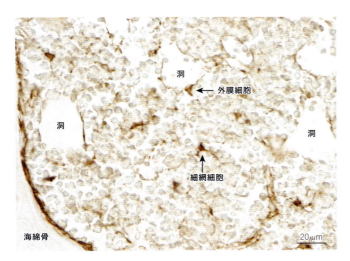

図E 細網細胞（S100蛋白の免疫染色）

骨髄ストローマ細胞の一員である細網細胞を染める最適の方法は少ないが，S100蛋白の抗体（→ 145 頁参照）は細網細胞の特徴をもつ一部の細胞を染める。

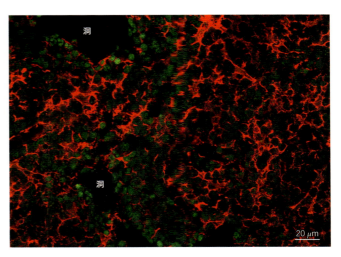

図F マクロファージ（F4/80の免疫染色，凍結切片）

F4/80 はマクロファージのマーカー物質であるが，その抗体（→ 143 頁参照）により造血細胞の間に複雑な突起を伸ばす細胞が染まってくる（赤色）。マクロファージも骨髄ストローマ細胞の一員である。

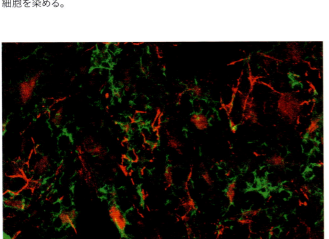

図G ストローマ細胞（F4/80とCD26の免疫二重染色，凍結切片）

CD26 は一部の線維芽細胞に発現するが，その抗体（→ 143 頁参照）は細網細胞と思われる骨髄ストローマ細胞を染める（赤色）。これらは F4/80 陽性のマクロファージ（緑色）とは重ならない。

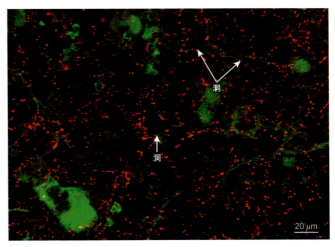

図H ストローマ細胞のギャップ結合
　　　（コネキシン43とCD31の免疫二重染色）

骨髄ストローマ細胞はギャップ結合で結びついており，機能的に同調できるといわれる。CD31 陽性の洞内皮（緑色）に沿って，また造血組織の中にもコネキシン 43 抗体で赤色に染まる無数のギャップ結合が点在している。

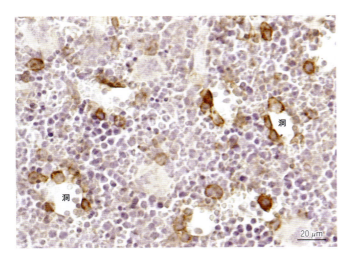

図I 未分化造血細胞のc-Kit（免疫染色，凍結切片）

造血因子である stem cell factor (SCF) の受容体である c-Kit は，未分化造血細胞のマーカーである（→抗体は 143 頁参照）。骨髄では，洞の近傍に陽性細胞が多い。

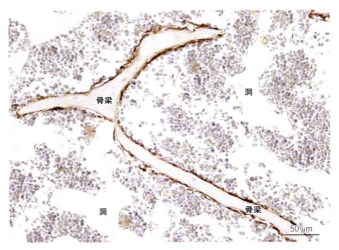

図J 造血微小環境をつくる骨芽細胞（S100蛋白の免疫染色）

血球の幹細胞は骨梁（骨小柱）の骨芽細胞と接触し幹細胞として生存しているという。Ca^{2+} 結合蛋白である S100 蛋白に対する抗体で，骨梁に付着する骨芽細胞が茶色に染まっている。

4章
消化管

15. 口腔

　口腔は消化管の始まりで，摂食，咀嚼，初期消化，味覚を担う。内面は角化した重層扁平上皮でおおわれ，舌表面には3種類の舌乳頭（糸状乳頭，茸状乳頭，有郭乳頭）が存在する。

　糸状乳頭は食物を咽頭側へ運ぶのを助け，それ以外の乳頭は味蕾をもつ。味蕾には4種類の細胞があり，主にⅡ型が味覚を担う。味蕾は，舌だけではなく，口蓋，咽頭，食道の起始部にまで広がっている。一方，食物の認識には，味蕾だけではなく，口腔上皮内に分布する感覚神経が関与している。

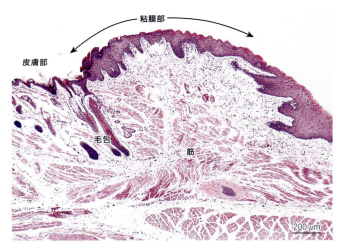

図A 口唇
口唇の皮膚部は通常の皮膚と同じで，多数の毛包を含む。粘膜部に移行すると，毛包や脂腺がなくなり，上皮が急に厚くなる。

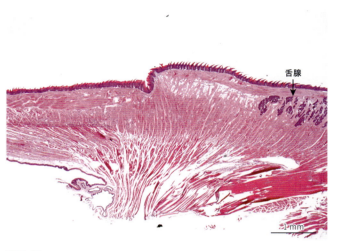

図B 舌
舌の主体は縦横に走る骨格筋（横紋筋）である。舌の腹側に収束するように走行する筋はヒトでいうオトガイ舌筋か。

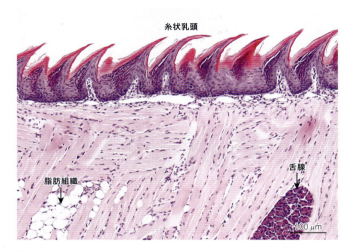

図C 舌乳頭
舌の背側面（舌背）の大部分はとがった糸状乳頭でおおわれる。角化した先端は咽頭のほうへ向いている。

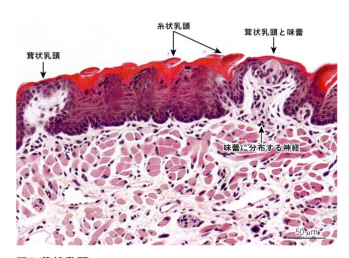

図D 茸状乳頭
舌尖には茸状乳頭が散在しており，通常味蕾を1個だけもっている。舌尖部では舌の中央部と異なり，糸状乳頭の先端部がさほど鋭くない。

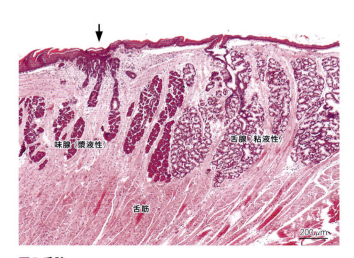

図E 舌腺
舌根部の近くに，粘液性の外分泌腺である舌腺が発達する。また漿液性の舌腺は，有郭乳頭の近傍に発達し，とくに味腺（エブネル腺）とよばれる。この切片には含まれないが，矢印で有郭乳頭の出現する部位をさしている。

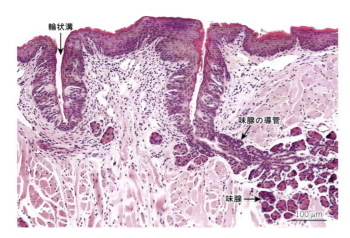

図F 有郭乳頭
マウスの有郭乳頭は，1個だけ存在する。有郭乳頭を囲む（ヒトの場合のように一周はしない）輪状溝には多数の味蕾が並ぶ。輪状溝の底には漿液性の味腺が開く。

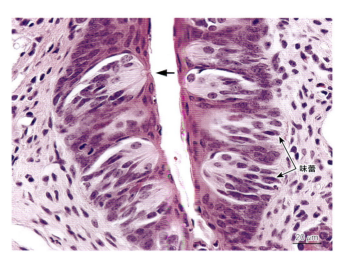

図G 有郭乳頭の味蕾
明るい紡錘形の細胞が集まって，上皮の中に味蕾をつくる。口腔に開いている部分（矢印）を味孔という。

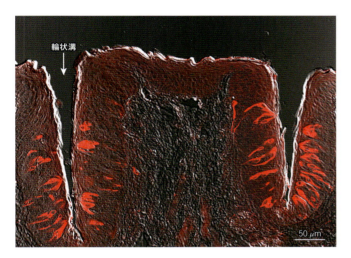

図H 味細胞（免疫染色，凍結切片）
味蕾のⅡ型細胞（味細胞）をα-ガストデューシン抗体（→143頁参照）で赤く染色した。

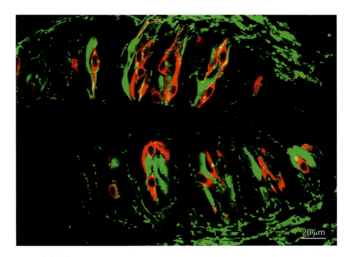

図I 味細胞（免疫二重染色，凍結切片）
味蕾のⅡ型細胞をα-ガストデューシン抗体で赤色に，Ⅲ型細胞をPGP9.5抗体（→144頁参照）で緑色に染色した。PGP9.5抗体により，点状の神経線維も緑色に染まっている。

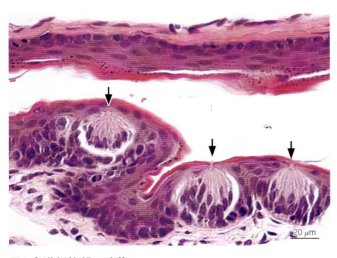

図J 食道起始部の味蕾
味蕾（矢印）は舌の表面（有郭乳頭，茸状乳頭）だけではなく，食道の起始部にまで広がっている。

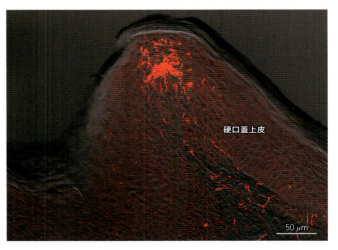

図K 硬口蓋上皮の神経（PGP9.5の免疫染色，凍結切片）
口腔の上皮内には多数の感覚神経が進入分布する。これらは味覚だけではなく，化学的・物理的感覚にも関与する。硬口蓋の突起部には神経線維が集まる傾向にある。

16. 歯

マウスの歯は切歯が上下で1対，臼歯が3対あり，全部で16本ある。マウスの切歯は生涯伸び続ける常生歯である。16，17の標本のうち新生子（17図 I, J）と胎子（17図E〜H）以外の標本はすべて脱灰標本（→2頁参照）である。したがって，エナメル質は標本作製過程で除去されている。

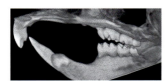

顎骨と歯の全体を示すマイクロCTの3次元像

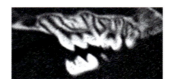

マイクロCTによる臼歯の断層写真（下顎の第2，3臼歯はスキャン面からはずれているので，写っていない）

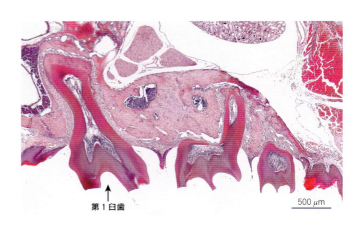

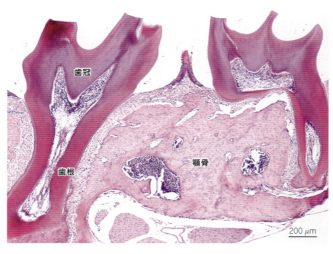

図A 臼歯の矢状断（右上図の拡大。右上図とは上下が逆転している）
上顎の第1臼歯（図左）と第2臼歯（図右）を示している。

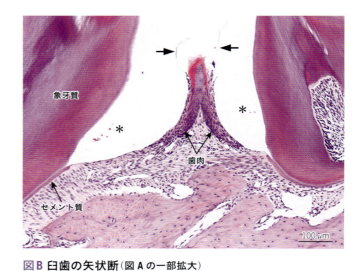

図B 臼歯の矢状断（図Aの一部拡大）
臼歯の間にわずかな歯肉が介在する。それに接してエナメル質をおおっていた歯小皮があり，その先端は紙のように薄い（矢印）。エナメル質（＊印）は脱灰操作の過程で溶けてなくなっている。

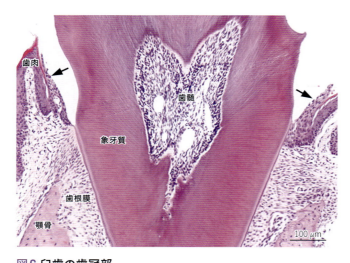

図C 臼歯の歯冠部
歯小皮を矢印でさしている。

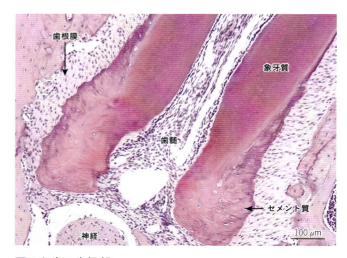

図D 臼歯の歯根部
歯根部で歯髄は根尖孔を経て歯根膜と連続する。根尖孔近くでセメント質が部分的に厚くなる。

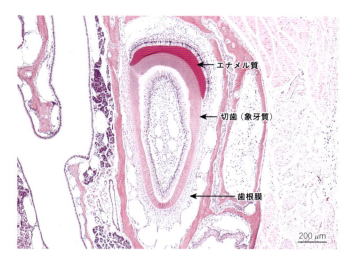

図E 上顎切歯(歯根部)の横断
切歯は唇側と舌側(口腔側)では構造が異なる。唇側(ここでは上方)ではエナメル質とエナメル芽細胞が象牙質をおおっている。歯根膜では舌側(ここでは下方)に歯根膜線維と血管が発達する(→図H参照)。

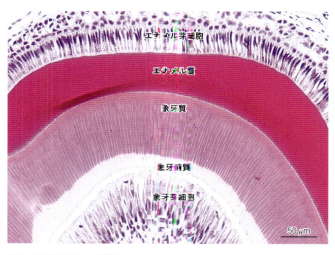

図F 上顎切歯の横断(図Eの一部拡大)
脱灰標本ではエナメル質が溶出してしまうが、切歯の根元では有機成分が残っているので、このように観察される。

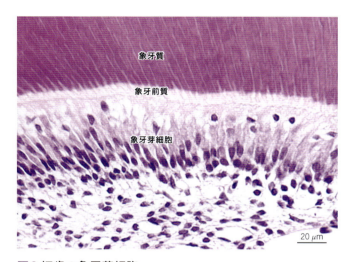

図G 切歯の象牙芽細胞
象牙質の中の白く細い管は象牙細管である。

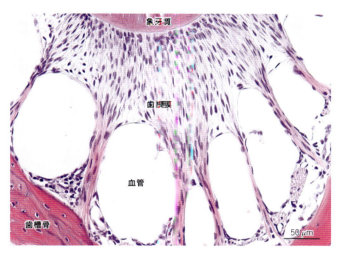

図H 切歯の舌側歯根膜
歯根膜の象牙質側は細胞成分が豊富な緻密結合組織で、歯槽骨側は歯根膜線維の間に内腔が拡張した血管が介在する。歯根膜線維が赤くみえるのは、有髄神経が集まっているせいであろう。

17. 歯の神経と発生

　歯は感覚神経の濃厚な支配を受ける。歯髄には痛みを伝える感覚神経が根尖孔から入り，歯冠部歯髄で広がり象牙芽細胞層の下に集まる。歯根膜には機械的な力を感受する特殊な神経終末が発達する。代表的なものはルフィニ小体である。

　歯の発生は，増殖因子により巧妙に調節されている。増殖因子とその受容体の発現の例を右ページに紹介する。物質の発現を調べる際に抗体を用いた免疫染色が有用であるが，ここでは遺伝子発現を *in situ* hybridization 法で観察した[5]。

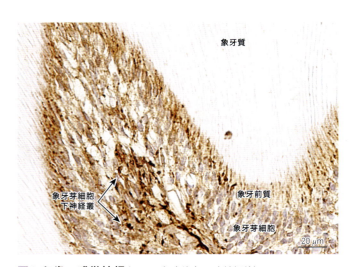

図A 臼歯の感覚神経（NFP の免疫染色，凍結切片）
NFP（neurofilament protein）の免疫染色をすると，象牙芽細胞下神経叢から発した神経線維が象牙前質まで進入しているように見える。

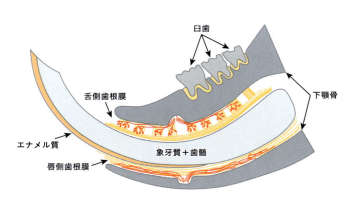

図B 下顎切歯の全体と神経支配を示す模式図
切歯はマウス（げっ歯類）を特徴づける歯であるといってよい。非常に長く，終生伸び続ける。また，かじる際に切歯には一定の方向から力が加わる。舌側歯根膜は常に伸ばされ，唇側が圧迫されることになる。舌側歯根膜には，膠原線維の伸張を感じる特殊な神経終末が発達する。

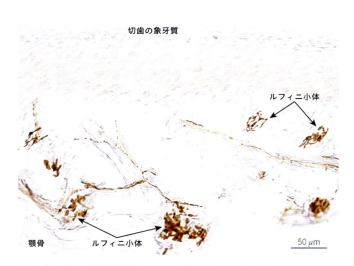

図C 歯根膜の神経終末（NFP の免疫染色，凍結切片）
歯根膜には膠原線維に加わる張力を感受する特殊な神経終末（ルフィニ小体）が発達する。切歯の場合，とくに舌側歯根膜の顎骨側（ここの歯根膜線維は歯に対し垂直に走る）に集中する（→図B 参照，上下は逆転）。

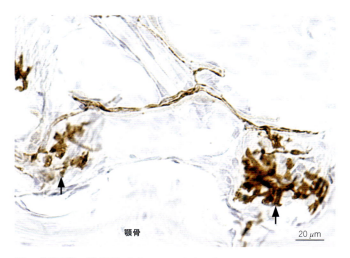

図D 歯根膜の神経終末（図Cの一部拡大）
ルフィニ小体（矢印）は末端部が分岐して広がり，手を広げたかたちで歯根膜線維にからみつく。

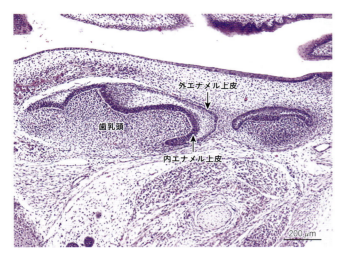

図E 上顎の臼歯の歯胚（胎子 E16.5）
エナメル器がすでに外エナメル上皮と厚い内エナメル上皮に分化している。右がわに分化の程度が低い歯胚があり、臼歯の間で発生の段階が異なることがわかる。

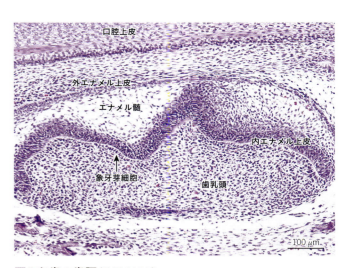

図F 臼歯の歯胚（胎子 E16.5）
内エナメル上皮が厚くなり、それに誘導されるように象牙芽細胞が分化しつつある状態を示す。

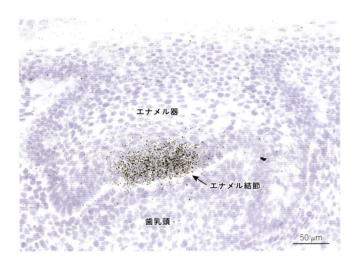

図G 歯胚でのFGF4 mRNAの発現（胎子 E16.5）
線維芽細胞増殖因子 fibroblast growth factor 4（FGF4）は、エナメル器の内エナメル上皮の一部（エナメル結節）に限局した発現を示す。

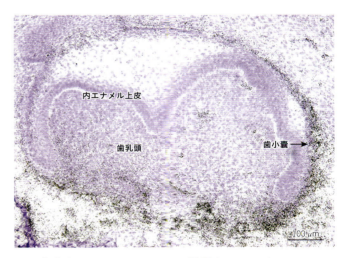

図H 歯小嚢でのIGFBP3 mRNAの発現（胎子 E16.5）
のちに歯根膜になる歯小嚢の分化や成長もさまざまな増殖因子で調節されている。その代表は、インスリン様成長因子（IGF）や結合組織成長因子 connective tissue growth factor（CTGF）であり、ここでは IGF 結合蛋白 IGF binding protein（IGFBP）の発現をみた。

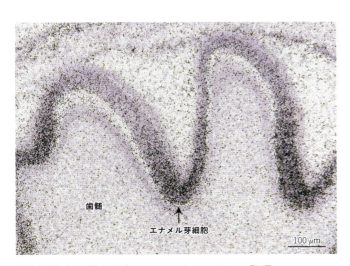

図I 生後1日齢の臼歯でのPDGF-A mRNAの発現
血小板由来成長因子 PDGF-A は主にエナメル芽細胞層に発現しているが均一な発現ではない。

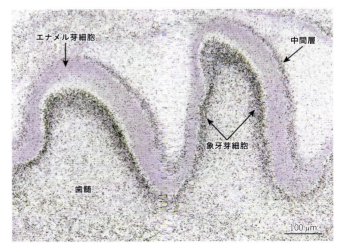

図J 臼歯でのPDGFRα mRNAの発現
図Iの隣接切片。PDGFの受容体（PDGFRα）は象牙芽細胞のほか、中間層の細胞にも発現している。

18. 唾液腺

マウスの大唾液腺には，ヒトと同じく，耳下腺，顎下腺，舌下腺の3種類がある。口腔内にはほかに，口蓋腺，舌腺，咽頭腺などの小唾液腺がある。マウスの大唾液腺は近接するので，まとめて取り出すことができる。分泌物は，アミラーゼ（炭水化物分解酵素），ムチンのほかリゾチームやラクトフェリンなどの抗菌物質，上皮成長因子などの増殖因子が含まれる。

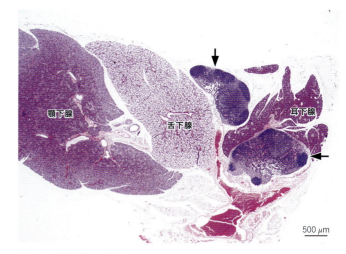

図A 大唾液腺の全体
右から耳下腺，舌下腺，最大の腺である顎下腺が並んでいる。耳下腺は耳介に向けて広がっているので，完全に取り出すのは難しい。矢印はリンパ節である。

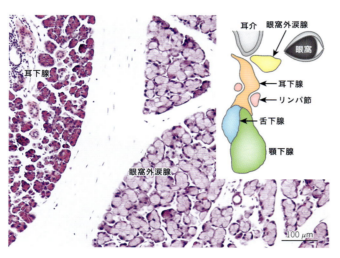

図B 耳下腺と眼窩外涙腺
耳下腺の近く（耳介と眼窩の間）に眼窩外涙腺があり，耳下腺との区別が必要である。眼窩外涙腺は粘液腺の形態を示し，腺房が耳下腺のものより大きい。

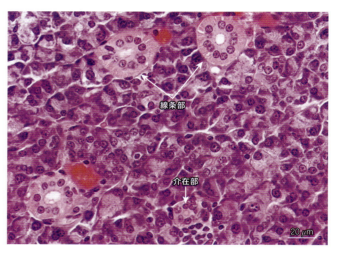

図C 耳下腺
3つの大唾液腺の中では，耳下腺がより漿液性であるが，同じく漿液性である膵臓などとくらべると，分泌顆粒がエオジンなどに染まることはない。

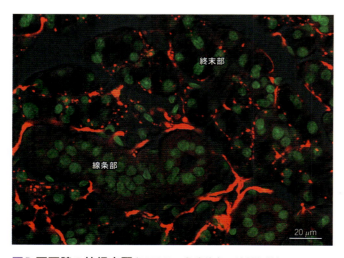

図D 耳下腺の神経支配（PGP9.5の免疫染色，凍結切片）
唾液腺は密な神経支配を受ける。とくに耳下腺では，多数の神経が終末部（腺房）の細胞に基底膜を越えて接触する。神経特異蛋白PGP9.5（→144頁参照）の免疫染色により，神経の全体が赤色に染まっている。

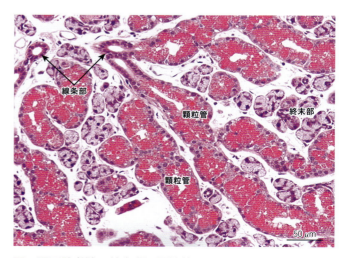

図E 顎下腺（雄）の線条部と顆粒管
雄のマウスでは，顎下腺に顆粒管とよばれる部分が線条部の終末部寄りに発達する。細胞内に充満する顆粒はエオジンに好染する。

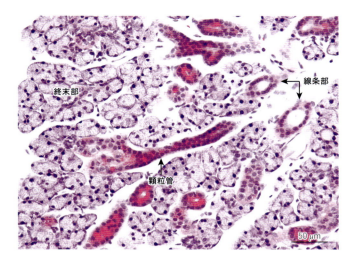

図F 顎下腺（雌）の線条部と顆粒管
雌では，顆粒管の発達は非常に悪い。逆に，終末部の割合は雄より多い。

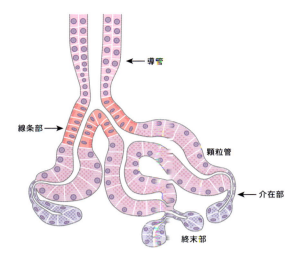

図G 顎下腺（雄）の模式図
ヒトの唾液腺と同じく終末部（腺体），介在部，線条部，導管からなる。ヒトと異なる点は，顆粒管が出現することで，雄では著しく発達し，終末部の発達程度が低い。また，終末部の漿液性と粘液性の区別が明瞭ではなく，半月（漿液半月）は形成されない。

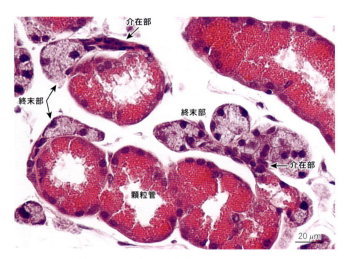

図H 顎下腺（雄）の介在部と終末部
顆粒管にくらべると，終末部の発達は悪く，介在部を介して小さい終末部が付着している。

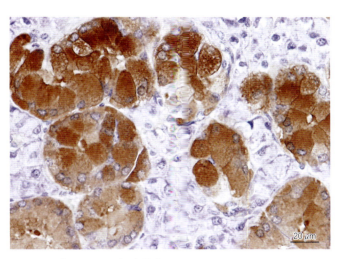

図I 顎下腺のNGFの免疫染色
顆粒管には，さまざまな蛋白性物質が含まれる。重要なものは，NGFやEGFなどの成長因子，カリクレインなどの生理活性物質である。ここではNGFの陽性反応が焦げ茶色にみえる。

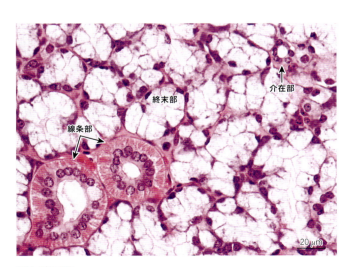

図J 舌下腺
3つの大唾液腺のなかでは最も粘液性の性質が強い。終末部の腺細胞は核以外は明るく見える。

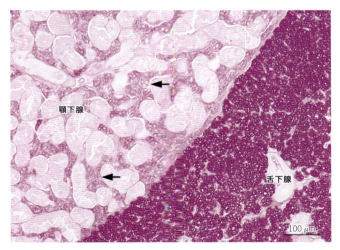

図K 顎下腺と舌下腺のPAS染色（雄）
糖質の証明に用いられるPAS染色（→147頁参照）を行うと，舌下腺の終末部がよく染まる。一方，顎下腺の終末部（矢印）の反応は弱い。

18．唾液腺

19. 咽頭と食道

　口腔の奥に咽頭があり，ここで鼻腔の後部と連絡する。すなわち，腹側にある食物や水の通り道と，背側にある気道が交叉する。基本的には，前者は重層扁平上皮で，後者は多列線毛上皮で内面をおおわれる。

　食道から直腸まで続く消化管の壁には筋層が発達する。大部分は平滑筋であるが，食道は例外的に全長にわたり骨格筋（横紋筋）で構成される。この点はヒトの場合と異なる。

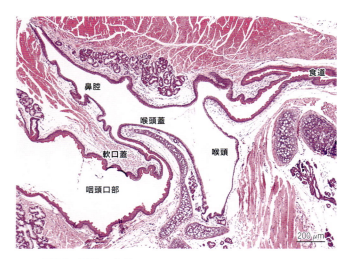

図A 咽頭と喉頭の全体（矢状断）
軟口蓋と喉頭蓋が接している状態の標本である。この状態では，鼻腔から喉頭へ通じる気道のスペースが確保されていることになる。

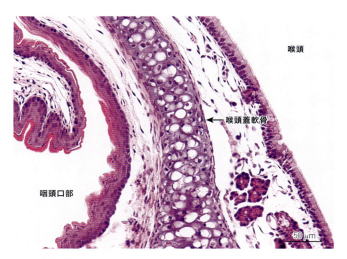

図B 喉頭蓋
喉頭蓋の芯の部分に弾性軟骨である喉頭蓋軟骨がある。その左がわの咽頭口部は部分的に角化した重層扁平上皮で，右がわの喉頭は多列線毛上皮でおおわれる。

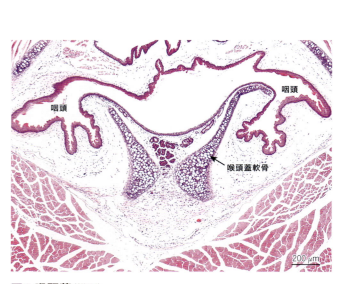

図C 喉頭蓋（横断）
切片の切れる方向と位置によっては，喉頭蓋がV字形に分かれて見える。

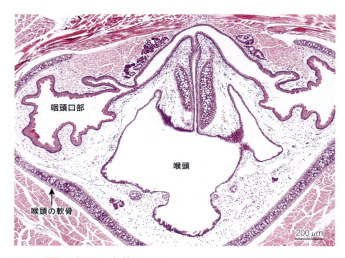

図D 咽頭と喉頭の全体（横断）
咽頭口部が左右に広がっているが，エサを溜めこむ「頬袋」的スペースを提供するものであろう。

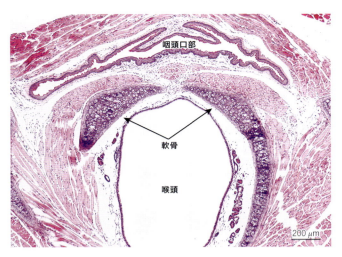

図 E 咽頭と食道の移行部
咽頭口部は上下に押されてせまくなっているが，まだ筋層に包まれていない。

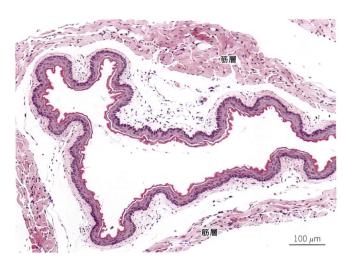

図 F 食道の起始部
食道になると筋層（骨格筋）が全周を取りまくようになる。

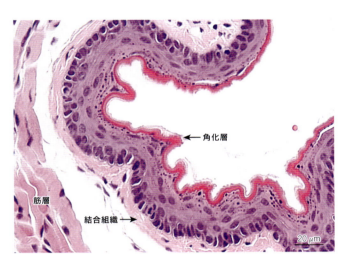

図 G 食道の起始部（図 F の一部拡大）
食道の上皮は重層扁平上皮で，ヒトと違って表面はしっかりと角化している。上皮を裏うちするように，緻密な結合組織が発達する。

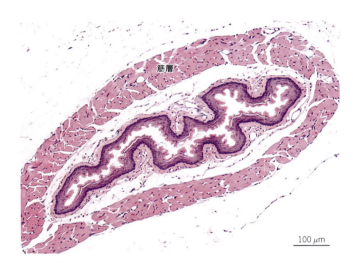

図 H 食道（噴門部近く）
食道の筋層はヒトと違って，噴門まで骨格筋からなる。

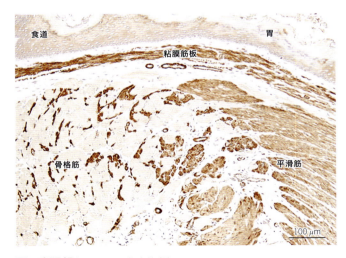

図 I 噴門部（α-SMA の免疫染色）
ここで骨格筋が突然に α-SMA 陽性の平滑筋に移行するが，少数の平滑筋線維が骨格筋の中に混じっていることがわかる。

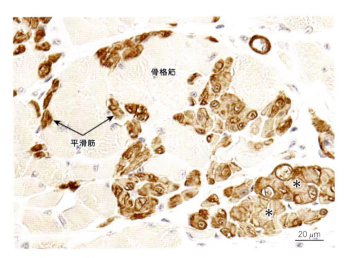

図 J 噴門部の拡大（α-SMA の免疫染色）
図 I の一部拡大。骨格筋に混じる平滑筋線維のほかに，大型で，α-SMA の染色性が弱い平滑筋線維もみられる（＊印）。

19．咽頭と食道　49

20. 胃

胃体部の食道側は重層扁平上皮でおおわれており，前胃 forestomach として区別され，本来の胃は（胃液を分泌するという意味で）腺胃 glandular stomach とよばれる。前胃は肉眼でも白色にみえて薄いので，区別するのは容易である。

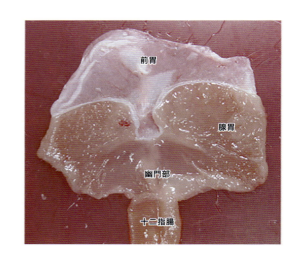

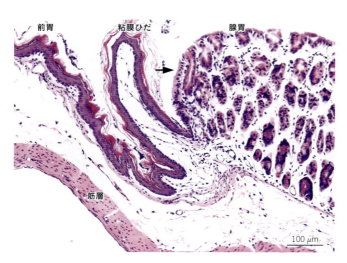

図A 前胃と腺胃の移行部
前胃と腺胃とでは粘膜の形態が突然変わる。前胃は重層扁平上皮でおおわれ，表面は角化している。移行部に突出する粘膜ひだの存在意義はよくわからない。ひだと接する腺胃側の上皮（矢印）に，特殊な感覚機能を想定している研究報告もある。

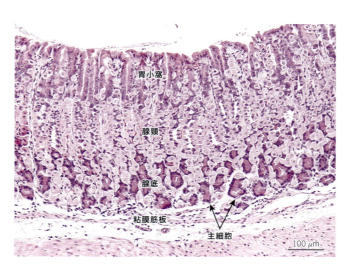

図B 腺胃
胃小窩の下に胃腺（固有胃腺）がつづく。腺頸は胃酸を分泌する壁細胞が多いのに対し，腺底には主細胞が集まる。この写真では，固定力の強いブアン固定（→1頁参照）のため，粘膜全体が収縮している印象を与える。

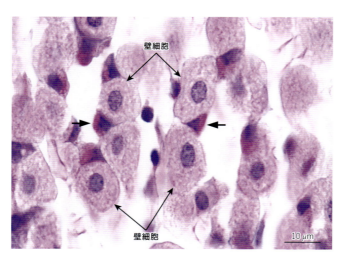

図C 腺頸の壁細胞と副細胞（頸粘液細胞）（PAS反応）
壁細胞はエオジン好性の大型細胞である。壁細胞にはさまれるように副細胞が散在する。副細胞は小型で明るい細胞のため目立たないが，PAS染色（→147参照）をすると粘液顆粒が染まるので区別しやすい（矢印）。

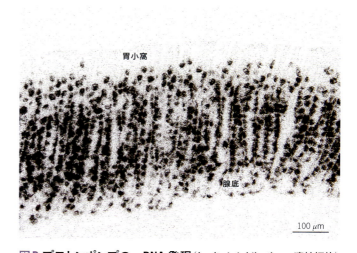

図D プロトンポンプの mRNA 発現（*in situ* hybridization，凍結切片）
壁細胞が胃酸を産生するのに最も重要な分子が H^+, K^+-ATPase であり，その遺伝子発現をみたオートラジオグラフである。壁細胞が胃小窩と腺底を除いて密に分布することがわかる。

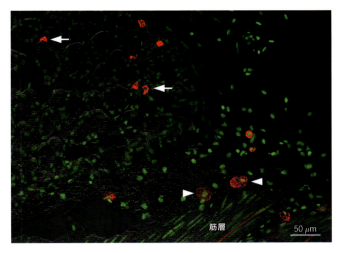

図E 肥満細胞（c-Kit の免疫染色，凍結切片）
粘膜下組織に分布する大型の肥満細胞（矢頭，結合組織型とよぶことがある）と，固有層や胃腺上皮内に分布する小型の肥満細胞（矢印，粘膜型）がc-Kit 抗体により赤色に染色されている．肥満細胞を染めるには，ほかにトルイジンブルー染色，ヒスタミンやキマーゼなどの免疫染色が利用できる．

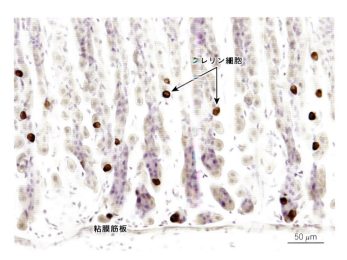

図F 胃の内分泌細胞（グレリンの免疫染色，凍結切片）
胃粘膜には複数の内分泌細胞が分布するが，ここに特有の内分泌細胞はグレリン細胞であろう．胃体部の内分泌細胞は，グレリン細胞のように小型円形を示すか，基底膜に沿って細胞質突起を伸ばしている場合が多い．

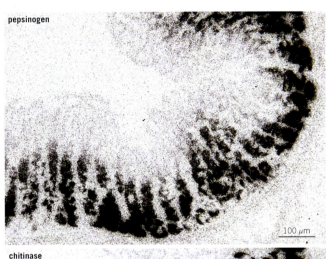

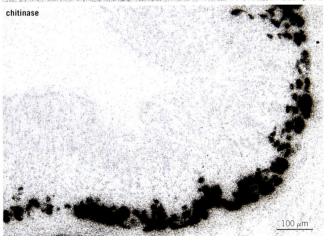

図G ペプシノゲンとキチナーゼの mRNA 発現
（in situ hybridization 法）
隣接切片で主細胞に発現する分解酵素，ペプシノゲンとキチナーゼのmRNA 発現を比較した．胃腺の細胞は分化するにつれ腺底へ移動するので，より分化の進んだ細胞にキチナーゼが発現することがわかる．

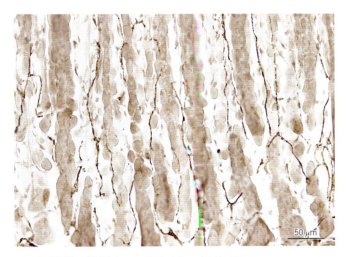

図H 胃粘膜の神経（GRP の免疫染色，凍結切片）
胃粘膜には大量の神経が分布する．その多くは副交感性の神経で，これらは胃腺の間を走行する．伝達物質からみて，最も多い種類はガストリン放出ペプチド gastrin-releasing peptide（GRP）を含有する神経であろう（→抗体は145頁参照）．

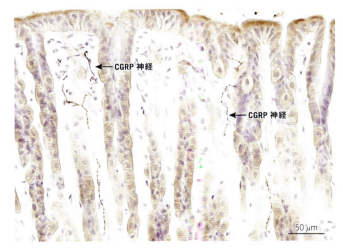

図I 胃粘膜の神経（CGRP の免疫染色，凍結切片）
感覚神経も胃粘膜に分布する．カルシトニン遺伝子関連ペプチド（CGRP）は感覚神経のペプチド性の伝達物質である（→抗体は145頁参照）．

21. 小腸と大腸

　小腸と大腸は典型的な単層円柱上皮でおおわれ，その下に粘膜固有層，粘膜筋板，粘膜下組織，筋層，漿膜とつづく．上皮の構成は，吸収上皮細胞（円柱細胞），杯細胞，内分泌細胞，パネート細胞からなり，これらに上皮内リンパ球を加えてもよい．固有層はある種の細網組織とみなされ，ここにはリンパ球，形質細胞，マクロファージなど免疫系の細胞が多い．

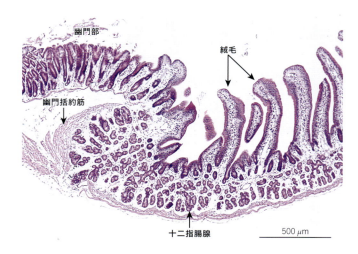

図A 幽門から十二指腸
十二指腸になると粘膜が厚くなり，絨毛が出現する．十二指腸に限り，粘膜下組織に粘液腺である十二指腸腺が発達する．

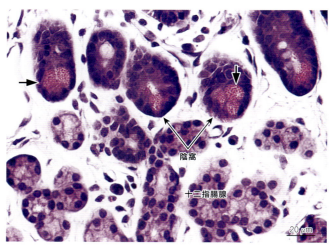

図B 陰窩と十二指腸腺
十二指腸の陰窩の底にはエオジン好性の分泌顆粒をもつパネート細胞（矢印）がみられ，その下には十二指腸腺が位置する．

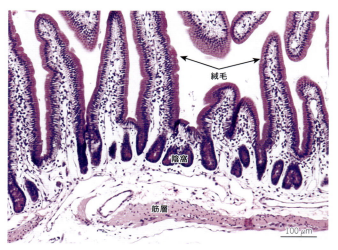

図C 空腸
粘膜では絨毛と陰窩が連続している．マウスでは，粘膜筋板が貧弱で，確認できない場合も多い．

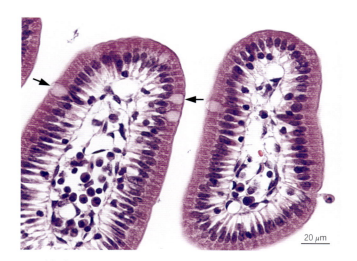

図D 絨毛
絨毛の上皮は典型的な単層円柱上皮で，主な細胞は吸収上皮細胞である．杯細胞を矢印でさす．

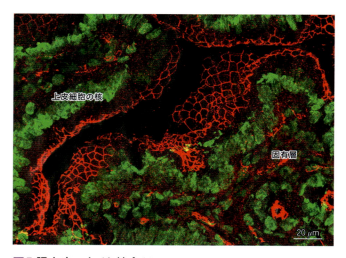

図E 腸上皮のタイト結合（小腸，ZO-1の免疫染色，凍結切片）
腸上皮ではタイト結合が発達する．ZO-1抗体（→144頁参照）でタイト結合を赤色に染色した．接線方向に切れたところでは，亀の甲羅模様がみえる．

52　4章　消化管

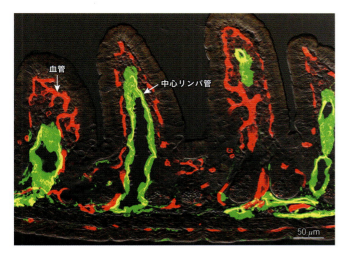

図F リンパ管と血管の染め分け(小腸,免疫二重染色,凍結切片)
小腸の切片を血管内皮を染めるCD31抗体(赤色)と,リンパ管のマーカーであるLYVE-1抗体(緑色)で二重染色した(→抗体は143頁参照)。

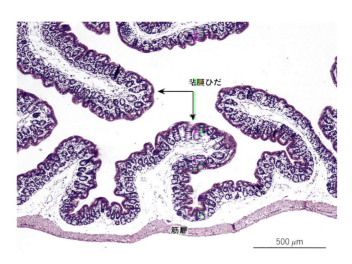

図G 結腸
結腸の近位部では,粘膜が肉眼でも見える多数のひだをつくるのが特徴である。

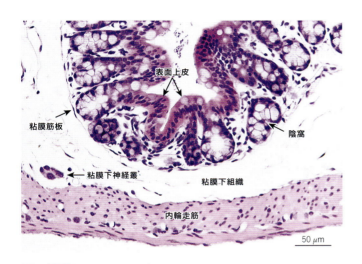

図H 結腸(図Gの一部拡大)
粘膜は表面上皮と陰窩で構成され,陰窩には杯細胞が多い。粘膜筋板は単層の平滑筋からなる,非常に薄いものである。

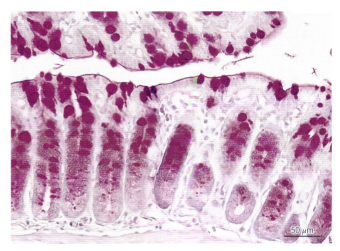

図I 直腸の粘液細胞(PAS染色)
PAS反応陽性の杯細胞が赤紫色に染まっているが,陰窩の底部から粘膜表面に向かってPAS反応(→147頁参照)が次第に強くなる。

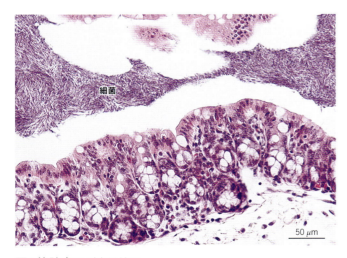

図J 管腔内のバクテリア
大腸には管腔内に常在菌が存在するので,管腔内容物が残る場合はこのように細菌のかたまりが観察される。

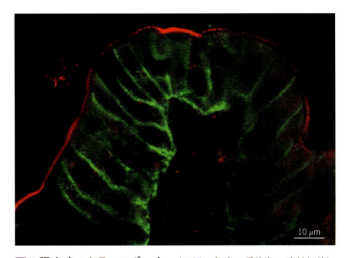

図K 腸上皮のトランスポーター(盲腸,免疫二重染色,凍結切片)
腸上皮は栄養素を取りこむために,特異的なトランスポーターをもつ。大腸では,腸内発酵により産生された酪酸やプロピオン酸を取りこむために刷子縁にSMCT1(赤色)を,基底側面にMCT1(緑色)を発現している[7]。

22. 腸の内分泌細胞と神経

　腸には特有の内分泌系が発達している。産生するホルモンが胃の内分泌細胞や膵島のものと共通している場合があり，機能的にも関連が深いので，胃腸膵内分泌系 gastro-entero-pancreatic (GEP) endocrine system と総称される。この系は内分泌系の中枢である視床下部・下垂体系の支配下にはなく，自律性の高い内分泌系である。一方，神経系は量的には脊髄に匹敵するともいわれ，かつ中枢神経系から独立している。腸管が第2の脳といわれるゆえんである。

　内分泌細胞は集塊をつくらず，上皮内に散在性に出現する。そこで産生されるホルモンの多くはペプチド性で，アミンとしてはセロトニンとヒスタミンがあるくらいである。ホルモンの種類と電顕レベルの顆粒の微細構造から，10種類以上に分類されるが，ここでは一部のみ紹介する。染色にはパラフィン切片で十分であり，ブアン固定(→ 1 頁参照)したもので良好な染色性が得られる(→消化ホルモンの抗体は 145 頁にまとめた)。

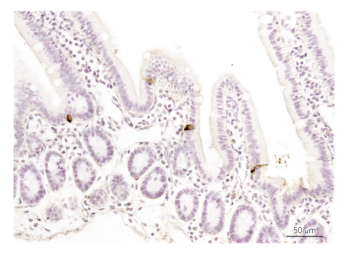

図A 十二指腸の CCK を産生する M 細胞（免疫染色）
十二指腸を代表する内分泌細胞のひとつがコレシストキニン(CCK)を産生する M(I) 細胞である。ここでは 3 個の細胞が見られる。

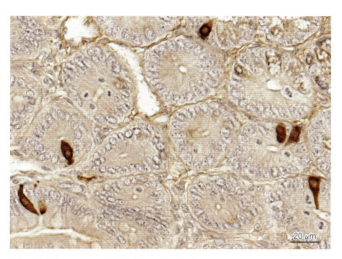

図B 空腸の GLP-1 を産生する L 細胞（免疫染色）
GLP-1(glucagon-like peptide-1)を産生する L 細胞は，小腸と大腸に広く分布する。GLP-1 には膵 β 細胞からのインスリンの分泌を増強する作用がある。

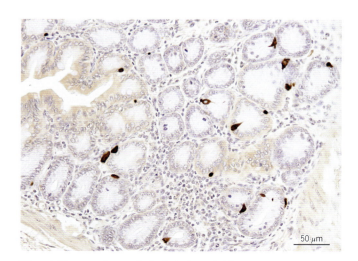

図C 直腸のセロトニンを産生する EC 細胞（免疫染色）
セロトニンを産生する EC 細胞 enterochromaffin cell は胃から直腸まで広範囲に分布し，数量的にも最も多い。

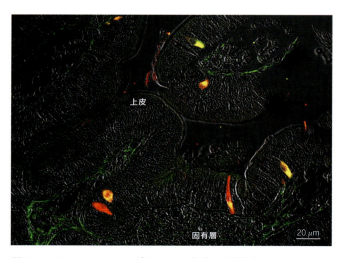

図D セロトニンとクロモグラニンの免疫二重染色（空腸）
クロモグラニンはある種の担体蛋白で，多くのアミン・ペプチド系のホルモンと共存する。ヒトと異なり，マウスでの分布域は比較的狭い。クロモグラニンを緑色に，セロトニンを赤色に染めた。

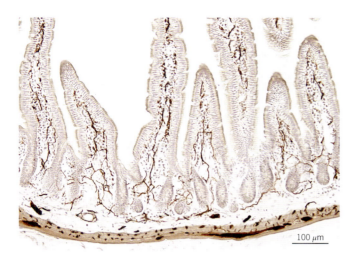

図E 小腸の神経系（PGP9.5の免疫染色，凍結切片）
消化管には神経叢が発達している。その全体を染めるには，PGP9.5に対する抗体（→144頁参照）が優れている。

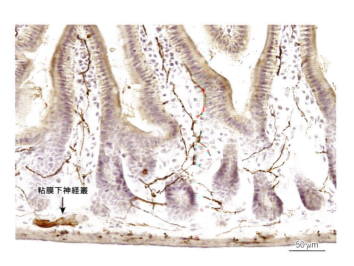

図F 小腸のVIP神経（免疫染色，凍結切片）
VIP（血管作動性腸管ポリペプチド）含有神経は腸管では密度が高い。VIPは腸上皮の分泌を刺激する作用をもち，下痢の発来に関係している。

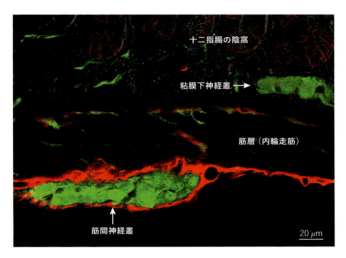

図G ペースメーカー細胞（免疫二重染色，凍結切片）
消化管運動の要（かなめ）になるのがペースメーカー役のカハールの介在細胞である。c-Kitに対する抗体（→143頁参照）で介在細胞を赤色に，また密接な関係にある神経系をPGP9.5抗体により緑色に染めた。

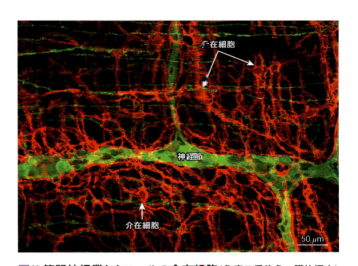

図H 筋間神経叢とカハールの介在細胞（免疫二重染色，膜片標本）
神経系をPGP9.5抗体で緑色に，介在細胞をc-Kit抗体で赤色に染めた。

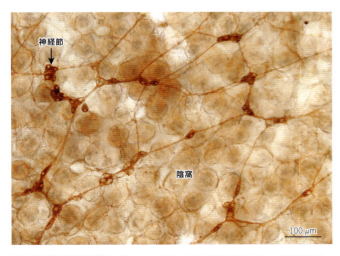

図I 粘膜下神経叢（コリンエステラーゼの酵素組織化学，膜片標本）
腸管の神経叢は，筋層をはいで膜片標本にすると全体像を観察できる。コリンエステラーゼは神経叢全体を染めるのに，簡便な染色法である。

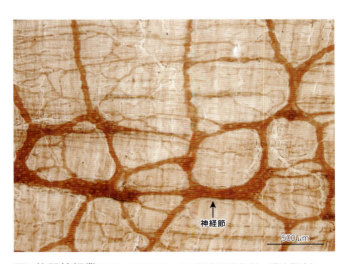

図J 筋間神経叢（コリンエステラーゼの酵素組織化学，膜片標本）
筋間神経叢では，神経節部分での神経細胞の数，神経節をつなぐ神経線維束の太さが粘膜下神経叢のものと比較して数倍大がかりである。

5章
肝臓と膵臓

23. 肝臓

　肝臓は最大の消化腺で，脂肪の消化に必要な胆汁を分泌する。また，消化管から吸収された栄養物や血中の代謝産物を処理する化学工場であり，時には異物を処理することもある。

　血液中の異物は，肝臓以外では肺で処理され，動物は肺で処理するタイプと肝臓で処理するタイプに分かれる。マウスはヒトと同様におもに肝臓で異物を処理する。その場合，マクロファージ（クッパー細胞）と類洞内皮細胞が取りこみ能力を発揮する。類洞内皮細胞は異物や老廃物の取りこみ能力が高く，古くから細網内皮系の重要な位置を占めてきた。

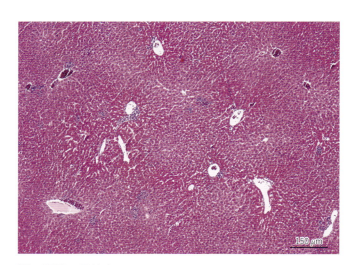

図A 肝臓の弱拡大
マウスの肝臓は，ブタのように六角形の小葉に分かれない点でヒトの肝臓に似ている。しかし，ヒトに比べて小葉間結合組織が貧弱なため，小葉間胆管があることでやっと小葉辺縁部（門脈域）を同定できる。

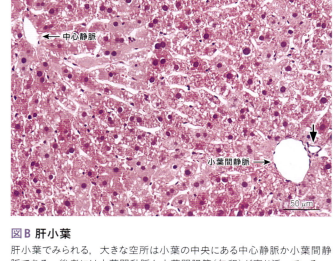

図B 肝小葉
肝小葉でみられる，大きな空所は小葉の中央にある中心静脈か小葉間静脈である。後者には小葉間動脈か小葉間胆管（矢印）が寄り添っている。

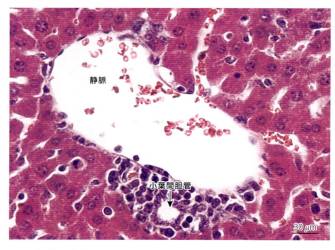

図C 小葉間結合組織
ここでは，小葉間静脈と小葉間胆管が寄り添ってみえる。ヒトと異なり，小葉間動脈を伴わない場合が多い。

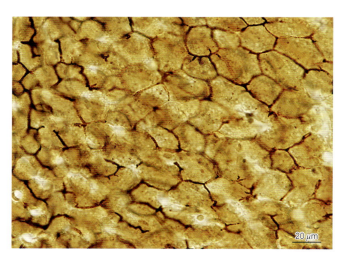

図D 毛細胆管（ゴルジ鍍銀法）
肝細胞板の中で，肝細胞と肝細胞の接する面の中央を細い毛細胆管が走っている。厚い切片で，ゴルジ鍍銀法（→149頁参照）を行うと，このような亀の甲羅に似た模様が見えてくる。

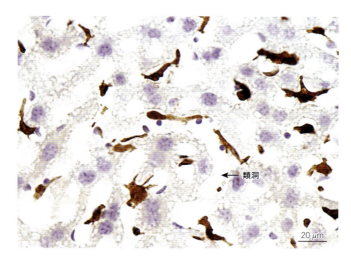

図E クッパー細胞（ガレクチン3の免疫染色）
クッパー細胞の染色には，マクロファージに対するさまざまな抗体が利用できる。ここではガレクチン3に対する抗体（→ 143頁参照）で焦げ茶色に染色した。

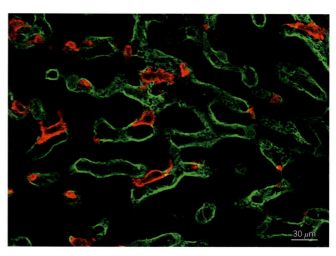

図F クッパー細胞と類洞（免疫二重染色，凍結切片）
マウスのマクロファージを認識するモノクローナル抗体（F4/80）でクッパー細胞が赤色に，類洞の内皮細胞がLYVE-1に対する抗体で緑色に染まっている（→抗体は143頁参照）。

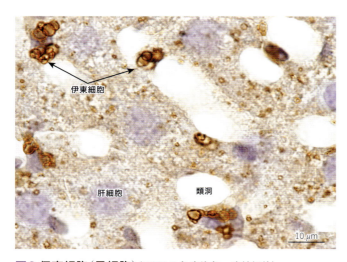

図G 伊東細胞（星細胞）（ADRPの免疫染色，凍結切片）
伊東細胞は脂肪摂取細胞 fat-storing cell のことである。脂肪滴を染色すると，この細胞を同定できる。脂肪滴膜に存在するADRPに対する抗体（→ 146頁参照）で，肝細胞内の小型の脂肪滴が染まっているが，伊東細胞には大きな脂肪滴があることで区別できる。

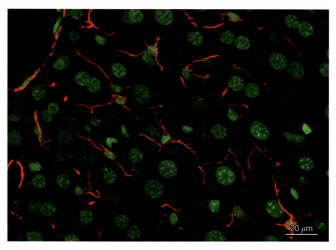

図H 伊東細胞（デスミンの免疫染色）
伊東細胞（星細胞）を染色する際にデスミン抗体（→ 144頁参照）は有用である。細胞質は染まらないが，突起の中を走る中間径フィラメントがよく染まる。

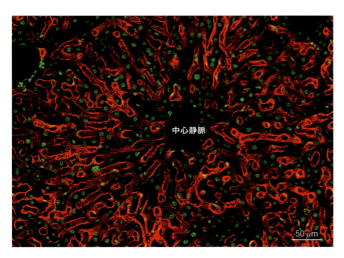

図I 類洞内皮による異物の取り込み（凍結切片）
この図はリポポリサッカリド（LPS）を投与して48時間後のもので，異物や老廃物の取りこみ能力がさらに増強するため，蛍光標識したラテックスビーズを大量に取りこみ内皮が赤く染まっている。

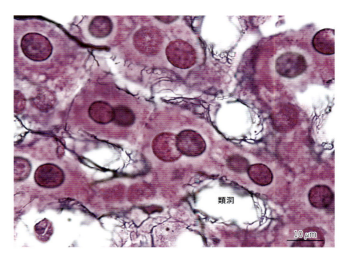

図J 細網線維（鍍銀法）
細網線維（好銀線維）は肝細胞と類洞内皮の間のディッセ腔を走っている。2核の肝細胞が多く見られる（→染色法は148頁参照）。

23. 肝臓

24. 膵臓

膵臓は重要な消化酵素を分泌する外分泌腺であるが，内部に内分泌細胞の小集団（膵島）が散在している。外分泌部は典型的な漿液腺で，内分泌部はペプチド性のホルモンを分泌する。膵臓は2つの原基に由来するため，部位により膵島細胞の構成に違いが現れる。

固定した膵臓の全体像を右に示す（画像では膵臓を朱色に着色した）。マウスの膵臓は複雑な外形を示すが，脾臓を持ち上げると尾部がついてくる。反対側には十二指腸につながる頭部を区別できるだろう。よく見間違うのは脂肪組織であり，固定していなければ，両方とも同様に白く見える。生理的食塩水に浮かべると，浮く脂肪組織と沈む膵臓を容易に区別できる。

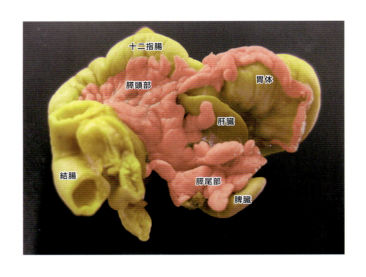

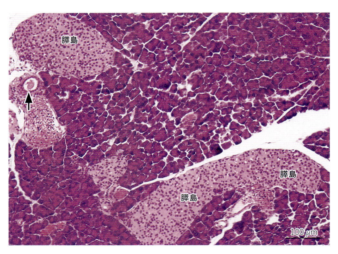

図A 膵外分泌部と内分泌部
外分泌部に大小さまざまな大きさと形を示す内分泌部（膵島，ランゲルハンス島）が散在する。膵島は明調細胞より構成されるので，容易に区別がつく。矢印は小葉間導管をさす。

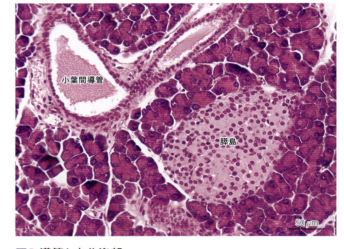

図B 導管と内分泌部
導管のうち径が大きく，周囲に十分な結合組織をもつものを小葉間導管，そうではない細い導管を小葉内導管（→図D参照）というが，厳密な区別は難しい。導管内のピンク色に染まる物質は，腺房に由来する蛋白質性の分泌物である。

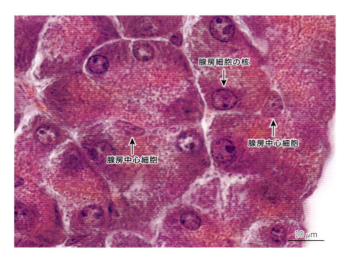

図C 腺房中心細胞
腺房中心細胞は導管の末端部（介在部）の細胞が腺房内に入ったもので，分泌顆粒の中に浮いているようにみえる。

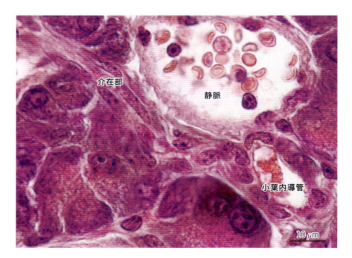

図D 介在部と導管
介在部はやや扁平な明調細胞が数個集まって狭い管腔を囲んでいる。導管になると，取りまく細胞の数が増え，管腔も広くなる。

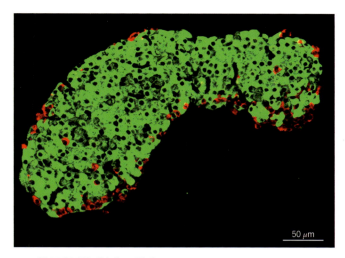

図E 膵尾部(脾臓側)の膵島(免疫二重染色)
インスリンを産生する B 細胞(緑色)は島の中央部の大部分を占め, グルカゴンを産生する A 細胞(赤色)は島の辺縁部に散在する。

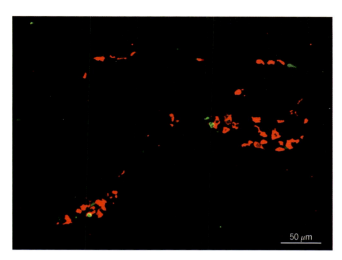

図F 図Eの隣接切片(免疫二重染色)
ソマトスタチンを産生する D 細胞(赤色)は辺縁部に多いが, 膵ポリペプチド pancreatic polypeptide を産生する PP 細胞(緑色)は膵尾部では非常に少ない。

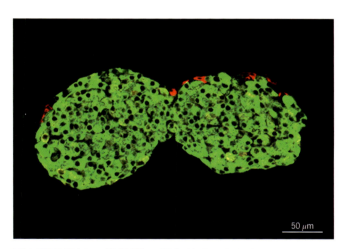

図G 膵頭部(十二指腸側)の膵島(免疫二重染色)
膵頭部では膵島のサイズが小さく, A 細胞(赤色)が膵尾部にくらべると少ない。

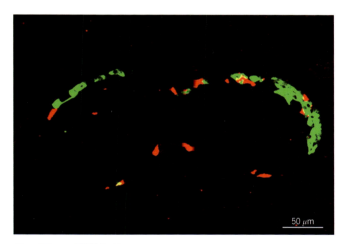

図H 図Gの隣接切片(免疫二重染色)
PP 細胞(緑色)は膵尾部より多い。ヒトでは PP 細胞は外分泌部に多数散在するが, マウスでは膵島内に限ってみられる。D 細胞は赤色に染まっている。

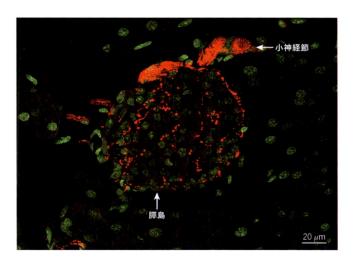

図I コリン作動性神経(VAChT の免疫染色, 凍結切片)
膵臓の外分泌部にはコリン作動性神経とアドレナリン作動性神経がある程度分布するが, 前者が多い。内分泌部(膵島)にはより多くのコリン作動性神経(赤色)が分布する(→抗体は 145 頁参照)。

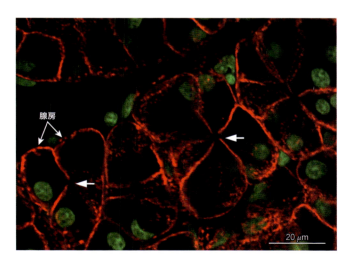

図J 膵外分泌部の CCK 受容体(免疫染色, 凍結切片)
膵酵素を分泌させる最も重要な信号に, 小腸の内分泌細胞から出される CCK である。CCK 受容体に対する抗体で赤色に染めてある[14]。矢印で腺房の腺腔をさしているが, ここには CCK 受容体は発現しない。

26. 洞毛と毛の神経支配

マウスの体をおおう毛は形状や，神経支配の異なる4種類に区別され[4,20]，そのおよそ7割はジグザグ毛とよばれる柔らかい下毛である。これらとは別に，際立って太く長い洞毛（あるいは触毛）が口のまわりに生えており，特異な静脈洞がその毛包周囲に発達する。この毛は太いので，ヒトの頭毛と同じく，内根鞘の3層を明瞭に区別できる（→図C参照）。

毛はある種の感覚装置であり，密な神経支配を受ける。右ページに，いくつかの神経支配の例を示す。アンテナの役割をもつ洞毛の場合，内腔の拡大した静脈洞が毛包を包み，その内がわにさまざまなタイプの感覚神経終末が分布している（右図）。

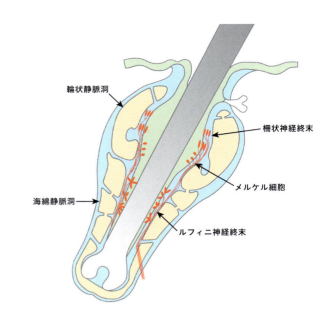

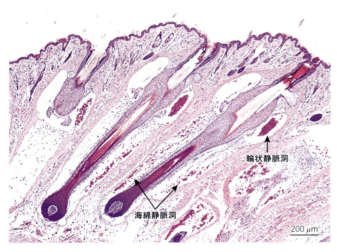

図A 洞毛（触毛）
体毛とは別に，大型の毛が上口唇（吻鼻）に列をなす。これらの毛根は2種類の静脈洞に包まれ，毛に加わる力を敏感に感じとることができる。

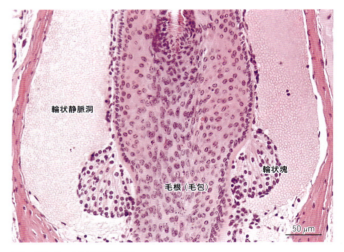

図B 洞毛の輪状静脈洞
輪状洞（輪状静脈洞）ring sinusの中は赤血球で充満している。

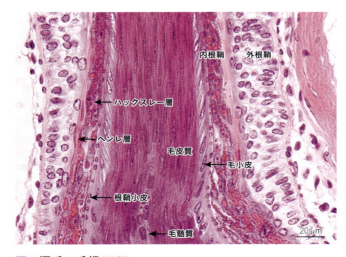

図C 洞毛の毛根（縦断）
基本的にはヒトの頭毛と同じで，毛は毛髄質，毛皮質，毛小皮からなる。内根鞘は内がわから根鞘小皮，ハックスレー層，ヘンレ層が区別され，その外に外根鞘がある。

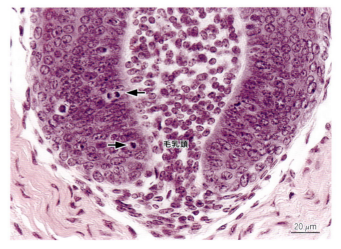

図D 洞毛の毛球
毛球には結合組織性の毛乳頭が進入し，毛の成長を助ける。毛乳頭を取り囲む毛母基には分裂中の細胞（矢印）が頻繁にみられ，ここが毛の成長点であることがわかる。

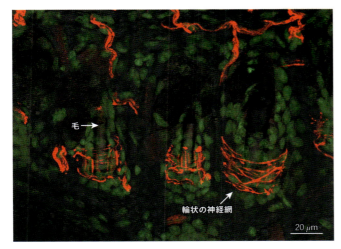

図E 細い体毛にみられる神経終末（PGP9.5の免疫染色，凍結切片）

3本の細い体毛の毛根が並んでおり，柵状神経終末のほか輪状に走る神経網が毛根を取りまく（→抗体は144頁参照）。

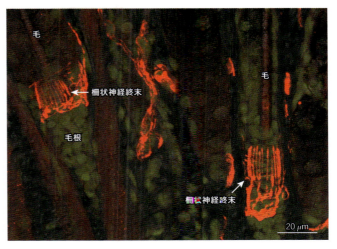

図F やや太い体毛にみられる柵状神経終末
（PGP9.5の免疫染色，凍結切片）

体毛では脂腺のすぐ下に，毛と毛包をつつむように感覚神経終末が発達する。毛根と平行に配列する柵状神経終末（または槍型神経終末）が2本のやや太い毛の毛根にみられる。

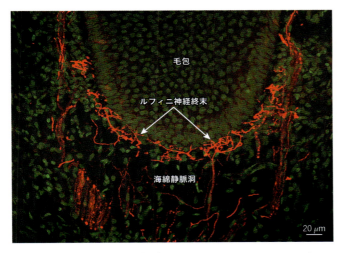

図G 洞毛のルフィニ神経終末（PGP9.5の免疫染色，凍結切片）

体毛でも同様の神経終末がみられるが，洞毛にはとくに数種の感覚神経終末が発達する。この図では，毛包に付着するルフィニ神経終末（樹状神経終末）が赤色に染まっている。

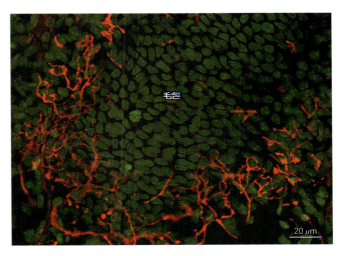

図H 毛包に付着するルフィニ神経終末
（PGP9.5の免疫染色，凍結切片）

毛包に近づいた有髄神経から髄鞘がはずれると樹枝状に枝分かれをし，部分的に太くなる。これがルフィニ神経終末である。

26．洞毛と毛の神経支配

27. 乳腺

　乳腺は皮膚腺の変化したものである。1回の出産で十数匹の子どもを産むマウスでは，乳腺の発達が著しく，皮下にひろく広がっている。乳頭は10〜12個存在する。

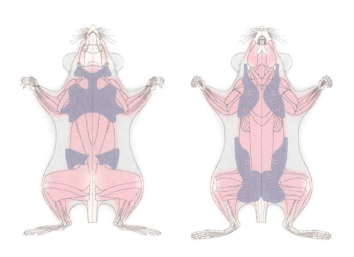

図A 乳腺の分布
左：背側，右：腹側。青い部分が乳腺で，腹側では乳頭が赤い点で示されている。

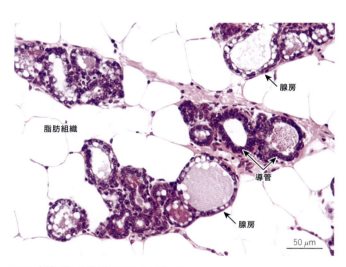

図B 妊娠期の乳腺（妊娠15.5日目）
脂肪組織の中にまず導管系が出現し，その先端に腺房（終末部）ができる。この時期は，脂肪組織の中に導管と少数の腺房がみられる程度で，発達の程度は低い。

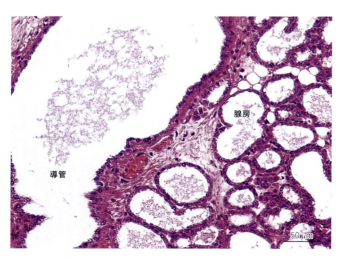

図C 出産後3日目の乳腺
導管の管腔にも腺房の腺腔にも，固定された乳汁の蛋白質成分がみられる。腺房の上皮は典型的な単層立方上皮である。

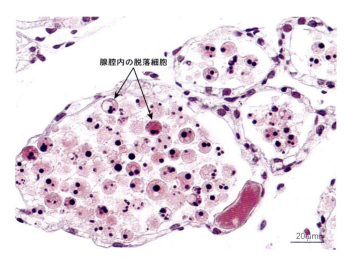

図D 強制離乳後4日目の乳腺
乳腺の腺房細胞のアポトーシスが進行し，腺腔内には，アポトーシスを起こした上皮細胞が多数脱落している。核に特徴的な油滴状の変化が現れている。

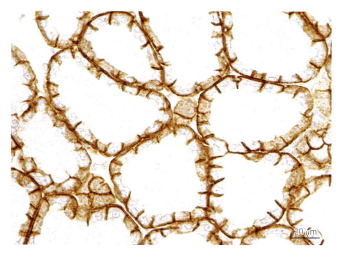

図E 乳腺のMCT1（免疫染色）
腺房細胞は乳汁を産生するための材料を取りこまなければならない。糖（乳糖）の材料はおそらくGLUT1（→図H参照）で，また乳脂肪の材料はMCT1を使って取りこむと思われる[25]。MCT1は腺房細胞の基底・側面の細胞膜に特異的に発現している。

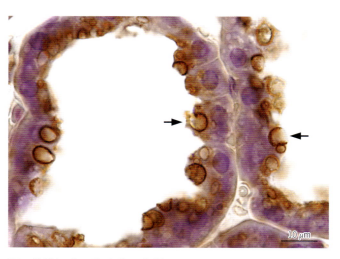

図F 乳腺細胞の脂肪滴蛋白質 lipid droplet protein
　　（ADRPの免疫染色，凍結切片）
脂肪滴の膜成分がADRP（adipophilin）抗体（→146頁参照）で焦げ茶色に染まっている。しばしば，Ω状に染まるのは（矢印），放出直前の像であろうか。

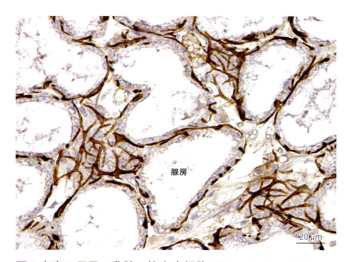

図G 出産3日目の乳腺の筋上皮細胞（熱処理後に免疫染色）
α-SMAの抗体（→144頁参照）を使って筋上皮細胞を焦げ茶色に染めた。筋上皮細胞は四方八方に突起をのばし，腺房を包んでいる。同様の筋上皮細胞は導管にも密に分布する。これらの筋上皮細胞が収縮することにより，乳はいきおいよく分泌される。

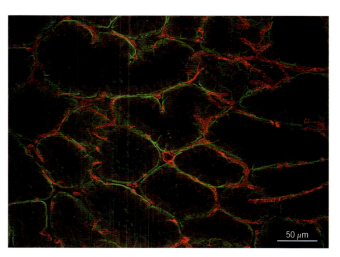

図H 出産後10日目の乳腺の血管
　　（CD31とGLUT1の免疫二重染色，凍結切片）
GLUT1抗体で乳腺上皮の細胞膜を緑色に，血管をCD31に対する抗体で赤色に染色した（→抗体は146, 143頁参照）。乳腺には血管系がよく発達していることがわかる。

30. 腎臓

腎臓では，血液を濾過する腎小体に1本の長い尿細管が付属しており，あわせて腎単位（ネフロン）とよぶ。尿細管は蛇行したり直行したりするが，途中合流も分岐もしない。この後に続く集合管は髄質に達すると合流して次第に太くなり，最後は乳頭管になって腎杯に注ぐ。これらに血管系が組み合わさり，特有の層構造をつくる（右図）（→詳細は文献16参照）。

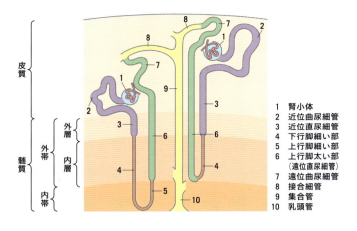

1 腎小体
2 近位曲尿細管
3 近位直尿細管
4 下行脚細い部
5 上行脚細い部
6 上行脚太い部（遠位直尿細管）
7 遠位曲尿細管
8 接合細管
9 集合管
10 乳頭管

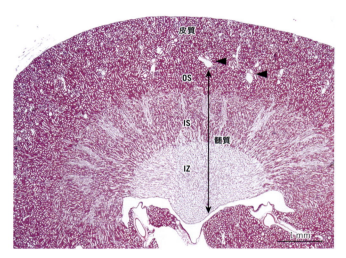

図A 腎臓の弱拡大
矢頭で皮質と髄質の境界となる弓状動静脈をさす。髄質は外帯の外層 outer stripe（OS）と内層 inner stripe（IS），内帯 inner zone（IZ）に分けられる。

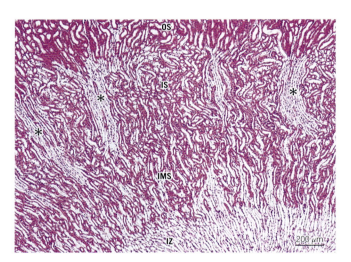

図B 髄質
図Aの一部拡大。外帯内層（IS）の特徴は，直細動・静脈からなる血管束（*印の明るく見えるところ）に貫かれる点にある。血管束は内層深部で急に分かれて見えづらくなり，ここを外帯最内層 innermost stripe（IMS）として区別することもある。

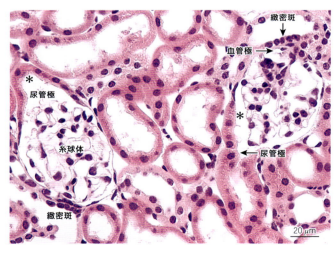

図C 腎小体
糸球体とボウマン囊を合わせて腎小体という。腎小体には，血管が進入する血管極と尿細管とつながる尿（細）管極とがある。マウスでは，尿細管の上皮がボウマン腔まで進入しているのが特徴である（*印）。

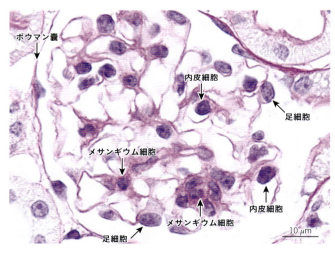

図D 糸球体を構成する3種類の細胞（PAS染色）
赤紫色に染まる血管の輪の外にいる大型の細胞が足細胞，輪の中にいるのが血管内皮細胞（の核），奥まったところにいて PAS陽性の基質に埋まっているのがメサンギウム細胞である。

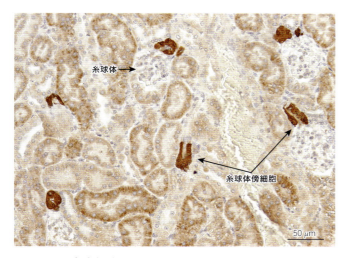

図E レニン産生細胞（糸球体傍細胞，免疫染色）

プロレニンに対する抗体（→ 145頁参照）で糸球体傍細胞を染色した。糸球体には，輸入細動脈と輸出細動脈が出入りする。レニンを産生する糸球体傍細胞は前者の壁に出現する。

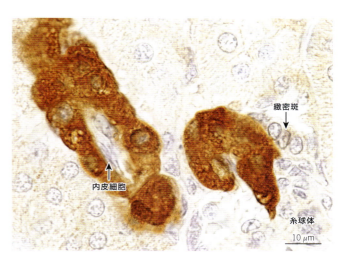

図F レニン産生細胞（免疫染色）

レニン産生細胞は丸い核をもつふっくらした細胞で，平滑筋細胞が上皮様細胞に変化したものである。ここでは，2本の輸入細動脈が近接している。

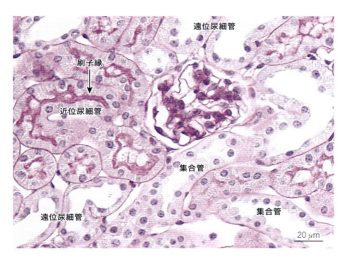

図G 尿細管と集合管（PAS染色）

皮質の拡大。通常の染色でも区別できるが，PAS染色すると近位尿細管の刷子縁が赤紫色に染まるので同定しやすい。遠位尿細管には刷子縁はない。集合管は，細胞の境界が明瞭であることで区別できる。

図H エリスロポエチン（*in situ* hybridization法）

腎臓は尿の産生以外に，造血因子であるエリスロポエチンを産生し，骨髄の造血を促す。免疫染色に適した抗体がないので，ここではmRNAを検出した。点状にみえる産生細胞は髄放線の間質に散在する。

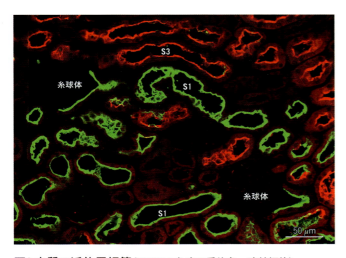

図I 皮質の近位尿細管（SMCTの免疫二重染色，凍結切片）

近位尿細管はS1～S3の3つに分かれる。乳酸の再吸収を行うSMCT2（緑色）がS1に，SMCT1（赤色）はS3を中心に発現する。栄養素の輸送体は上流に低親和性，下流には高親和性のものが配置されている[26, 27]。

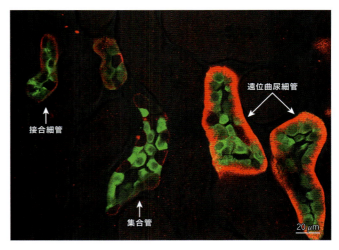

図J 皮質の遠位曲尿細管と集合管（免疫二重染色，凍結切片）

MCT2（赤色）は遠位曲尿細管に強く発現し，カルビンディン（緑色）は遠位尿細管の末端から接合細管，皮質集合管にかけての指標になる。カルビンディン抗体で染まらない細胞は介在細胞である。

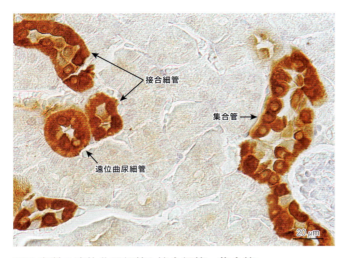

図K 皮質の遠位曲尿細管と接合細管，集合管
（免疫染色，凍結切片）

カルビンディン抗体（→144頁参照）により，遠位曲尿細管，接合細管，集合管が茶色に染まっている。

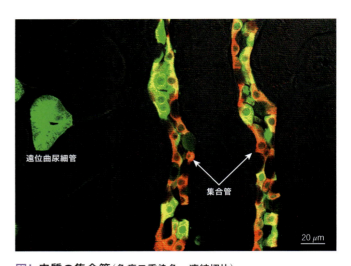

図L 皮質の集合管（免疫二重染色，凍結切片）

カルビンディン抗体（緑色）で遠位曲尿細管が染まり，集合管ではCLC-K抗体（→146頁参照）で染まる細胞（赤色）が増えてくる。

尿細管や集合管の部位の同定には，輸送体，交換体，イオンチャネル，細胞質蛋白などがマーカーとして利用できる。抗体のメーカーやロットによって違いはあるが，おおよその分布を表にまとめた。

	近位尿細管			ヘンレループ			遠位曲尿細管	接合細管	皮質集合管	髄質集合管
	S1	S2	S3	細い下行脚	細い上行脚	太い上行脚（遠位直尿細管）				
AQP1	+	+	+	(+)						
SGLT1		−/+	+							
SGLT2	+	+								
SMCT1		−/+	+							
SMCT2	+	+/−								
MCT2							+	+		
CLC-K					+	+	+	+	+	
NCCT							+			
Na/Ca							+	+		
PV							+			
Calb							+	+	+	
THP						+	(+)			
AQP2										+

AQP：aquaporin, SGLT：sodium-dependent glucose transporter, SMCT：sodium-dependent monocarboxylate transporter, MCT2：monocarboxylate transporter 2, CLC-K：chloride channel-K, NCCT：thiazide-sensitive Na^+-Cl^- cotransporter, Na/Ca：basolateral Na^+/Ca^{2+} exchanger, PV：parvalbumin, Calb：calbindin D_{28K}, THP：Tamm-Horsfall protein.

31. 腎臓髄質の管系と尿管

髄質の層構造は Kriz と Koepsell[16] を参考にした。日本語名は「帯」と「層」が逆に使われる場合もある。英語のほうが混乱しないだろう。

外帯	outer zone	外層	outer stripe
		内層	inner stripe
		（最内層	innermost stripe）
内帯	inner zone		

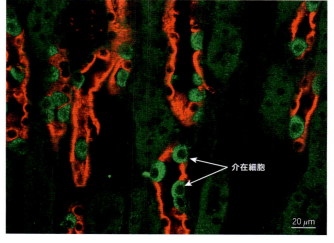

図A 外帯の外層（免疫二重染色，凍結切片）
集合管が アクアポリン（AQP）2 抗体で赤色に染まり，その中に散在する丸い介在細胞（A 型）が液胞型 ATPase 抗体で緑色に染まっている（→抗体は 146 頁参照）。

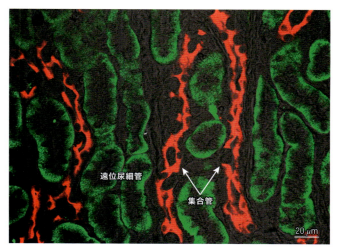

図B 外帯の内層（免疫二重染色，凍結切片）
遠位尿細管が MCT2 抗体（緑色）に，集合管の管腔側が AQP2 抗体（赤色）に染まっている（→抗体は 146 頁参照）。

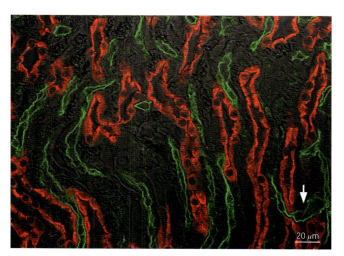

図C 内帯（免疫二重染色，凍結切片）
集合管が AQP2 抗体（赤色）に，ヘンレループの細い上行脚が CLC-K 抗体（緑色）に染まっている。ループの折り返し部分も見える（矢印）。

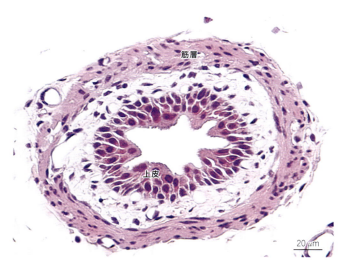

図D 尿管
上皮は移行上皮である。筋層はすべて平滑筋であり，内外の 2 層に分けられる場合もあるが，らせん状に走るので腸管ほどはっきりしない。ここでは内輪走，外縦走のように見える。

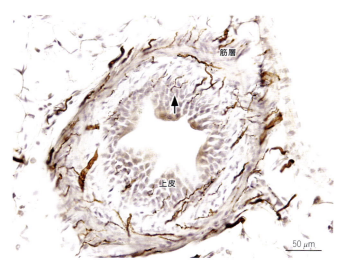

図E 尿管の神経支配（CGRP の免疫染色，凍結切片）
尿管は神経支配が密な組織であり，とくに CGRP（→抗体は 145 頁参照）やサブスタンス P を含む感覚性の神経が多い。この点はヒトに似ている。上皮の中にまで進入するのが特徴的である（矢印）。

37. 卵管と子宮

卵管は曲がりくねった細管で，部位によって形態が異なる。卵管膨大部で受精した受精卵は，卵割をくり返し子宮に着床する。マウスの子宮は双角子宮の形態を示し，腟の直前まで左右に分かれている（右図）。子宮の粘膜（内膜）は性周期に応じて変化する。

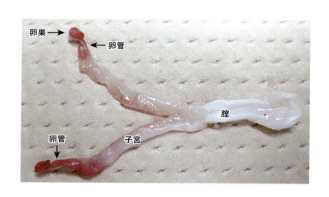

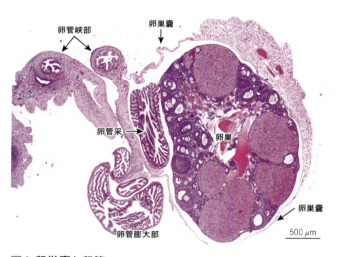

図A 卵巣嚢と卵管
卵巣と卵管采を卵巣嚢という袋状構造物が包んでいる。卵巣嚢の中で排卵された卵子は腹腔内に遊離することなく，確実に卵管采に取りこまれるしくみと考えられる。

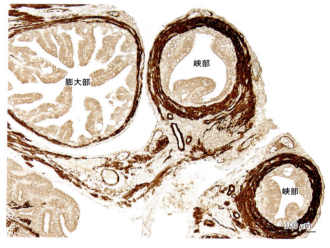

図B 卵管の平滑筋（α-SMAの免疫染色）
卵管の運動を担当する平滑筋を抗体（→144頁参照）により染色した。膨大部よりも峡部（子宮側）で平滑筋層は厚くなる。

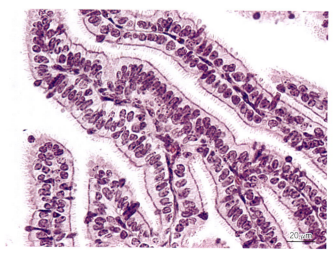

図C 卵管膨大部
卵管采と膨大部の上皮構成では，線毛細胞の割合が高く，峡部に近づくにつれ減ってくる。

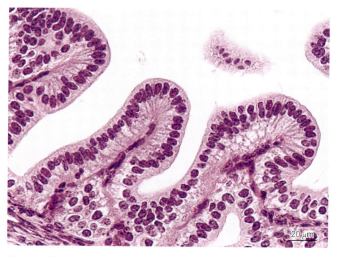

図D 峡部
峡部では，上皮のほとんどは無線毛細胞で占められる。

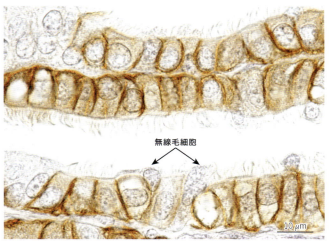

図E 線毛細胞（MCT1の免疫染色）
線毛細胞を染めるのにMCT1抗体（→146頁参照）は優れている。乳酸などの輸送を行うMCT1が，線毛細胞の細胞膜に特異的に発現しているからである[17]。

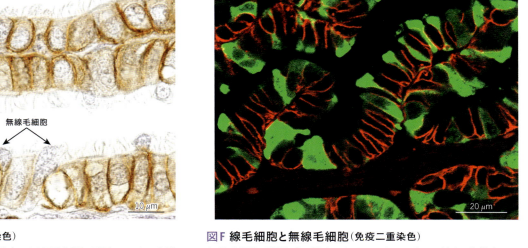

図F 線毛細胞と無線毛細胞（免疫二重染色）
無線毛細胞が解糖系の酵素であるアルドラーゼCに対する抗体（→144頁参照）で緑色に，線毛細胞の細胞膜はMCT1抗体で赤色に染まっている。この部位は膨大部である。

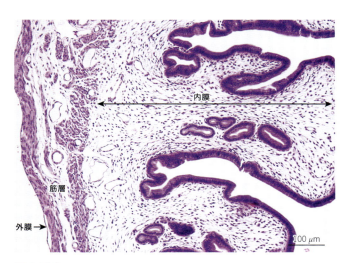

図G 子宮
子宮は内膜（粘膜），筋層，外膜（漿膜）からなる。子宮内膜の表面をおおう単層円柱上皮が落ちこんで子宮腺をつくる。この標本では，内膜上皮のひだと子宮腺の区別が難しい。

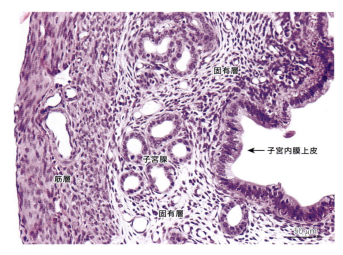

図H 子宮腺
この標本では，子宮内膜の表面上皮と子宮腺を明瞭に区別できる。内膜の固有層は，細胞（線維芽細胞）主体の疎な結合組織でできている。

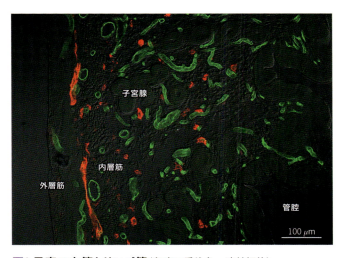

図I 子宮の血管とリンパ管（免疫二重染色，凍結切片）
CD31抗体で血管を緑色に，LYVE-1抗体（→143頁参照）でリンパ管を赤色に染めている。筋層は2層に分かれ，大きい血管やリンパ管は筋層間に多い。内膜には血管系が発達している。

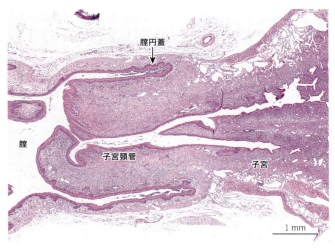

図J 子宮頸管
子宮頸管は，子宮に入ると2本に分かれる（双角子宮）。子宮頸管はヒトと異なり，腟と同じく重層扁平上皮（→次頁図A参照）でおおわれる。

38. 腟

　雌の性周期は4〜5日で，腟上皮の形態は短い周期で変化する。これは，性ホルモンであるエストロゲンとプロゲステロンの作用によるものである。4つの代表的なステージを図B〜Eで示し，ついでPAS染色とGLUT1の免疫染色の図Fでその変化を別の観点からみてみる（右頁）。子宮に近い側と腟前庭に近い側で，ずれが生じる場合もあるので注意を要する。

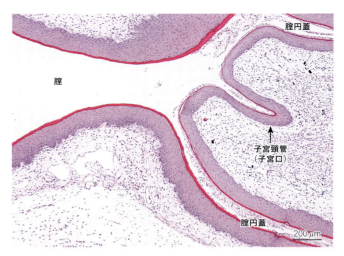

図A 子宮頸管から腟への移行部（発情期）
子宮頸管は，ヒトと異なり腟と同じく重層扁平上皮でおおわれる。表層の角質層はエオジンで赤色に染まる。

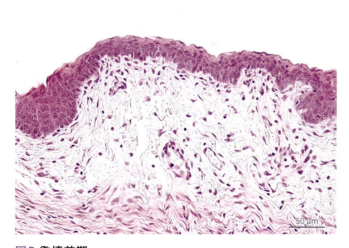

図B 発情前期
上皮は重層扁平上皮で，角質層はまだ形成されていない。

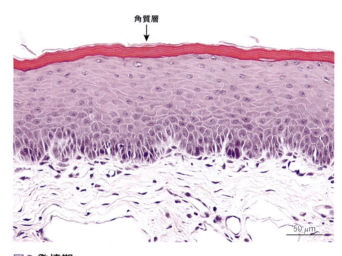

図C 発情期
上皮が厚くなり，表面にエオジンで赤色に染まる角質層が形成される。

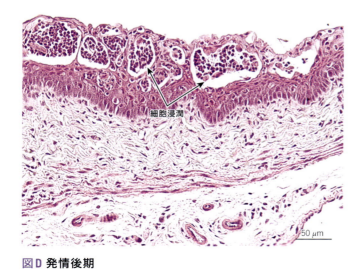

図D 発情後期
上皮の表層に免疫細胞の浸潤が激しい。

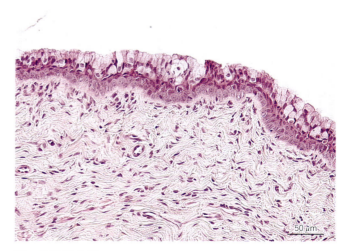

図E 発情休止期
上皮の表層を粘液細胞がおおっている。表層の明調細胞はPAS反応に強く陽性を示す（→次頁図F参照）。

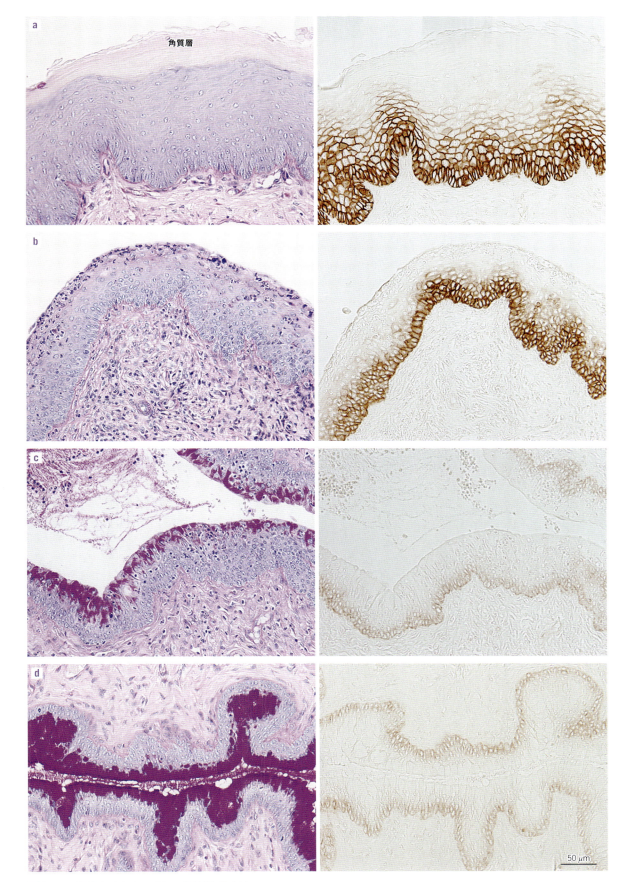

図F PAS染色(左)とGLUT1の免疫染色(右)

左列と右列は隣接切片である。PAS染色は粘液細胞を染色する目的で使っており，各期の違いがよくわかる。GLUT1は栄養素であるグルコースの取りこみを担っており，上皮の活動状態を反映していると思われる。

a：**発情期** estrus　重層扁平上皮は厚くなり，表層に角質層が形成される。GLUT1の反応は最も強い。
b：**発情後期** met-estrus　上皮細胞がアポトーシスを起こすとともに顆粒球の浸潤がみられる。
c：**発情休止期** di-estrus　表層にPAS反応陽性の粘液細胞が出現する。これに合わせて，GLUT1の反応が弱くなり，かつ基底層に限局してくる。
d：**妊娠期**　PAS陽性の粘液細胞による粘液産生が著しく増加する。

39. 胎盤

マウスの胎盤は血絨毛膜胎盤 hemo-chorial placenta に分類される。すなわち母体血に直接，胎子側の栄養膜絨毛が触れている。ヒトも同じタイプであるが，ヒトとの違いは，① 絨毛が迷路状 labyrinth になっている（ヒトの胎盤では樹枝状に分岐している）こと，② 絨毛の表層をおおう栄養膜の合胞体性栄養膜（合胞体層ともいう）が2層の細胞層からなること，③ 合胞体層の母体血側に細胞性栄養膜があること（ヒトの場合と逆），④ 絨毛膜と脱落膜の間に広い結合部 junctional zone（栄養膜海綿層 trophospongium ともいう）があること，である。

マウスの妊娠期間は約20日で，妊娠11日ごろに胎盤が完成する。

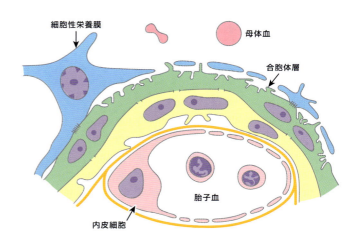

図A 胎盤関門の模式図
細胞性栄養膜の構成細胞（青色）は大型で突起を伸ばすが，連続的ではない。

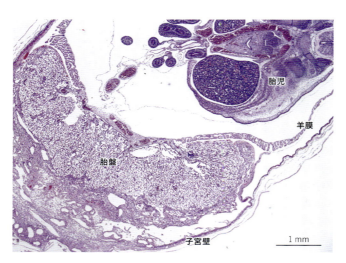

図B 胎盤の全体

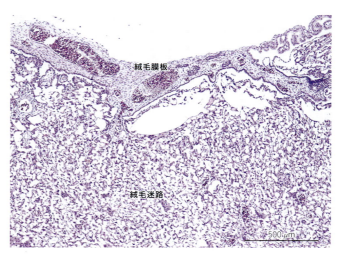

図C 絨毛膜板と絨毛迷路
図Bの一部拡大。上端の絨毛膜板から下方へ迷路状の絨毛が広がっている。

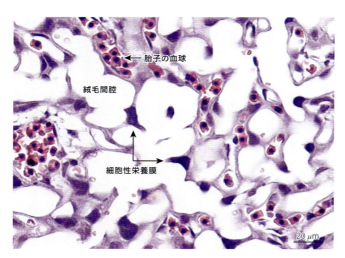

図D 絨毛迷路の拡大
この標本は灌流固定をしたこともあり，母体血がほとんど残っておらず，絨毛間腔が空虚なスペースになっている。絨毛迷路の中を流れる胎子血は有核の大型赤血球が目印になる。

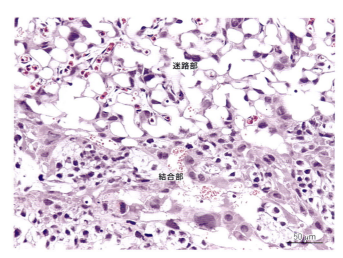

図E 脱落膜
胎盤は大きく迷路部 labyrinthine zone，結合部 junctional zone，脱落膜 decidua に分けられ，この図は迷路部と結合部の移行部を示している。

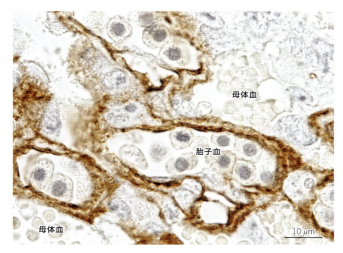

図F 胎盤関門（GLUT1 の免疫染色）
胎子血（大型の有核赤血球）を入れる血管と母体血の区別は容易である。両者の間が胎盤関門であり，扁平な2層の合胞体層からなる。両側の細胞膜には GLUT1（→146 頁参照）が発現しているので，2本の線として見える[21]。

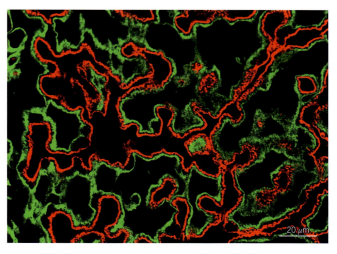

図G 胎盤関門（妊娠 14.5 日目，MCT の免疫二重染色）
胎盤関門の両側の細胞膜では，乳酸のトランスポーターである MCT1（緑色）が母体血側に，MCT4（赤色）が胎子血側に発現している（→抗体は 146 頁参照）。

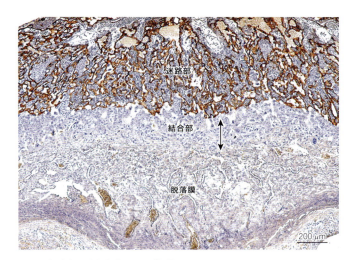

図H 迷路部と結合部，脱落膜（妊娠 11.5 日目）
子宮内膜が変化した脱落膜と迷路部の間に結合部が形成される。ここでは，迷路部が MCT1 抗体で焦げ茶色に染まっているのでわかりやすい。

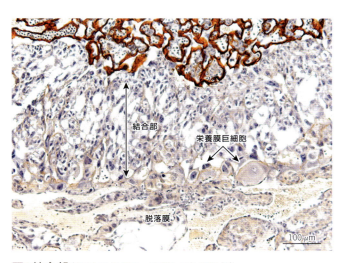

図I 結合部（妊娠 11.5 日目，MCT1 の免疫染色）
結合部はヒトにはない。結合部の最外層に大型の細胞（矢印）が並ぶが，これらは栄養膜巨細胞という。

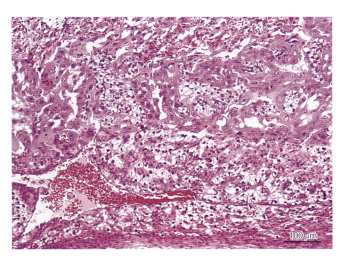

図J 結合部（妊娠 14.5 日目）
通常の HE 染色では，結合部と脱落膜の多くの細胞は細胞質が抜けて空虚にみえる。図 K と対比させながら見るとよい。

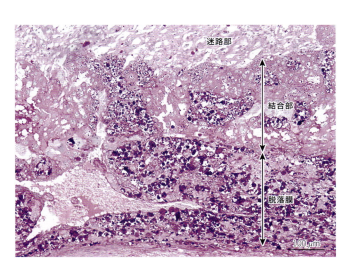

図K 結合部のグリコゲン細胞（妊娠 14.5 日目，PAS 染色）
図 J の隣接切片を PAS 染色した。この時期になると結合部と脱落膜にグリコゲンをさまざまな程度に含む細胞，グリコゲン栄養膜細胞 glycogen trophoblast cell が現れることがよくわかる。

11章
内分泌器官

40. 下垂体

マウスの下垂体は非常に小さく，壊れやすい器官なので取り出すときは注意を要する。腹側にある頭蓋骨と同時に取り出し，固定してから，下垂体だけを丁寧に分離したほうがよい（→140 頁参照）。また，ホルマリン固定の場合，標本が着色していないためパラフィン包埋の際に見失いやすい。その点，黄色いブアン液による固定（→1 頁参照）が都合がよい。下垂体の研究では，ラットを用いることが多く，マウスの下垂体ホルモンを抗原にした市販抗体は数が限られている（→下垂体ホルモンの抗体は 145 頁にまとめた）。

ヒトやサルと異なり，マウスの中間部には濾胞は出現しない。

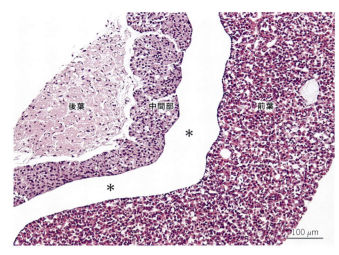

図A 下垂体の弱拡大
前葉と中間部（中葉）の間には潜在的な間隙（＊印）があり，灌流固定すると標本作製過程で拡大してしまう。

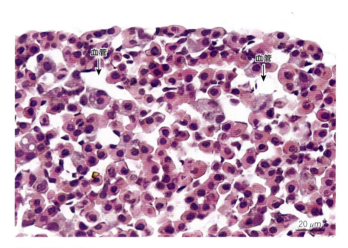

図B 前葉の拡大
内分泌細胞が索状に配列し，間に洞様毛細血管が走る。

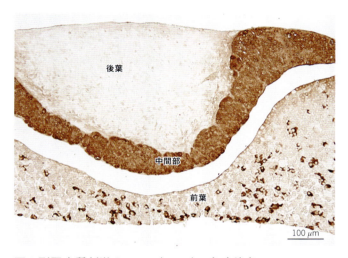

図C 副腎皮質刺激ホルモン（ACTH）の免疫染色
ACTH は前葉の内分泌細胞に含まれるが，ACTH の前駆体プロオピオメラノコルチン（POMC）は中間部にも存在するので，ACTH 抗体により中間部全体が染まることになる。

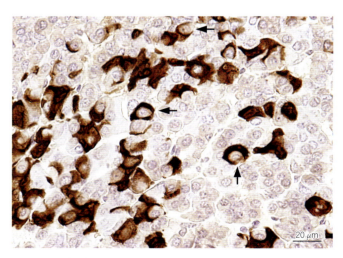

図D ACTH 細胞（前葉，免疫染色）
ACTH 細胞は，しばしば非 ACTH 細胞を取り囲むような像（矢印）を示す。

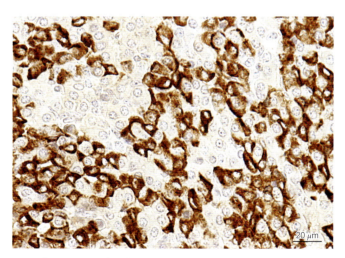

図E プロラクチン（PRL）細胞（前葉，免疫染色）
前葉では比較的数が多い細胞型である。いびつな形態を示す。

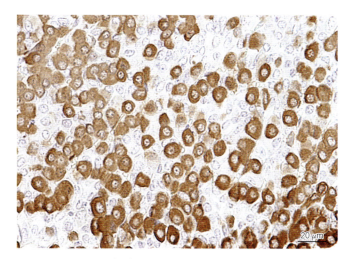

図F 成長ホルモン（GH）細胞（前葉，免疫染色）
前葉では，比較的数が多い細胞型である。球形のものが一般的である。

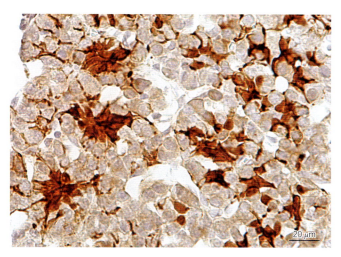

図G 前葉の星状細胞（アルドラーゼCの免疫染色，凍結切片）
前葉にはグリア系の星状細胞が内分泌細胞の間に介在し突起を伸ばしている（→抗体は144頁参照）。集塊をつくるものは濾胞-星状細胞 folliculo-stellate cell とよぶべきだろう。アルドラーゼCはグリア特異蛋白のひとつである。

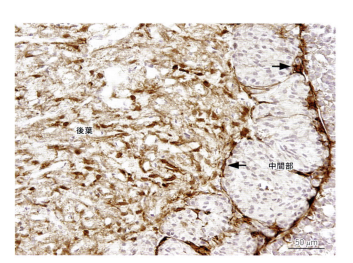

図H 後葉の後葉細胞（アルドラーゼCの免疫染色，凍結切片）
後葉の細胞成分の大半はグリア細胞である後葉細胞 pituicyte で，アルドラーゼCに対する抗体で染まる。別のタイプの陽性細胞（矢印）が中間部を囲っている。

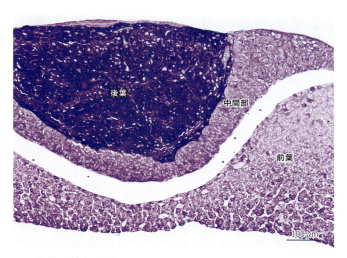

図I 後葉の神経分泌（パラローズアニリン染色）
図Cの隣接切片である。後葉には視床下部から神経分泌細胞の軸索が下降して集積するため全体が強く染まる。

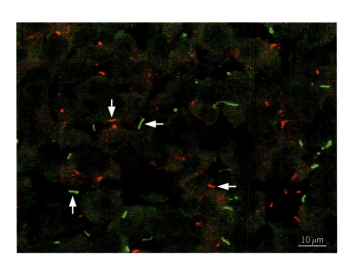

図J 前葉のドパミンとソマトスタチン受容体（免疫二重染色）
視床下部の代表的なホルモンがドパミンとソマトスタチンである。ドパミン受容体のD_2R（赤色）は前葉ではプロラクチン細胞の，ソマトスタチン受容体のSSTR3（緑色）は成長ホルモン細胞の一次線毛（矢印）に発現する。

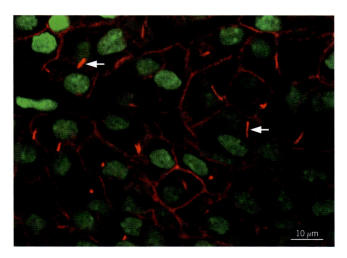

図K 中間部のドパミン受容体（免疫染色，凍結切片）
中間部にはドパミンニューロンが直接分布しており，その受容体（D_2R）は中間部細胞の細胞膜と一次線毛（矢印）の両方に発現している（赤色）[9]。核は緑色に染めてある。

41. 松果体

松果体は非常に小さい内分泌器官で，頭蓋骨をはがすと，骨についてくる（下図）。つぶしてしまう恐れがあるので，脳硬膜（小脳テントや大脳鎌）とあわせて引きはがすのがよい。松果体は細長い茎で第3脳室につながる（右図）。

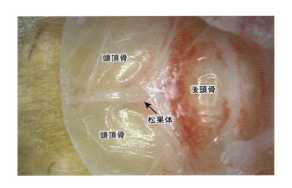

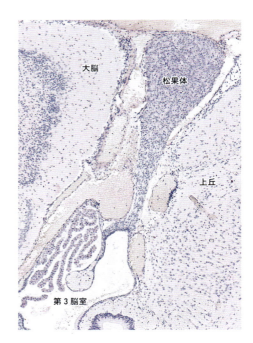

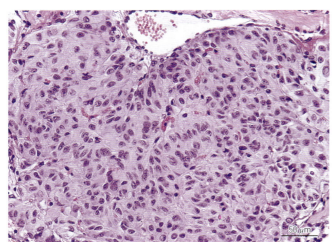

図A 松果体
やや細長い核をもつ上皮様の細胞が密集している。その大半は主細胞である松果体細胞である。

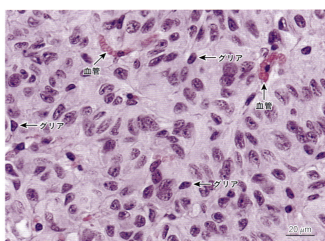

図B 松果体細胞とグリア細胞
松果体細胞以外では，小型でいびつで，濃染する核をもつ細胞が区別できるが，それらはグリア細胞である。また細胞索の間に赤血球を含む血管が見える。

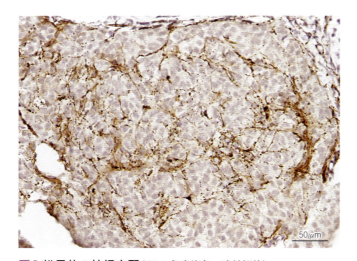

図C 松果体の神経支配（THの免疫染色，凍結切片）
松果体には上頸神経節由来の交感神経が密に分布する。ここでは，チロシン水酸化酵素（TH）に対する抗体（→ 145頁参照）で染色した。

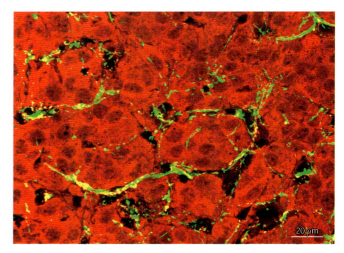

図D 松果体細胞と神経（免疫二重染色，凍結切片）
松果体細胞がセロトニン抗体（→ 145頁参照）で赤色に，神経線維がTH抗体で緑色に染まっている。

42. 甲状腺と上皮小体

甲状腺は喉頭の両側に細長い形をして存在する。骨格筋と同じ色をしているが，喉頭とは容易に区別がつく。上皮小体（副甲状腺）を肉眼で見るのは難しい。甲状腺の中に含まれるので（→図A参照），甲状腺を丸ごと薄切すると，現れる。甲状腺の外に近接して出現する場合もある。

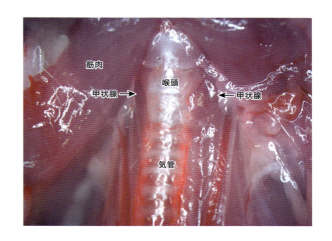

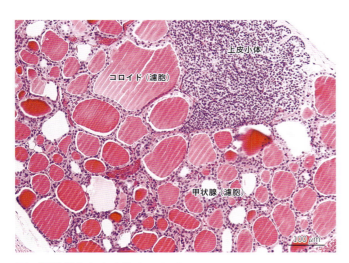

図A 甲状腺と上皮小体（副甲状腺）
甲状腺ではエオジンで淡赤色に染まるコロイドが特徴的で，それを入れる嚢を濾胞という。コロイドは硬いので，薄切すると図のように短冊状になることが多い。上皮小体は細胞集塊を形成するので，甲状腺との区別は容易である。

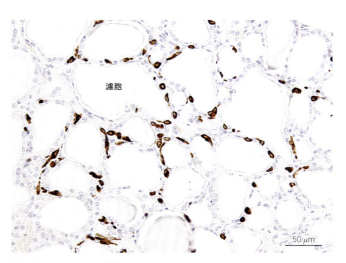

図B カルシトニン細胞（甲状腺，CGRPの免疫染色）
カルシトニンを産生する傍濾胞細胞をカルシトニンと同じ遺伝子から生じるCGRPに対する抗体（→145頁参照）で染色した。傍濾胞細胞は濾胞と濾胞の間に散在性に存在する。

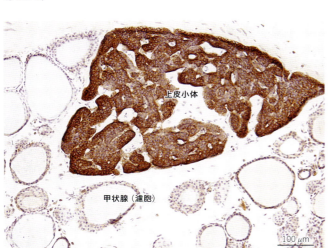

図C 上皮小体（CaSRの免疫染色，凍結切片）
上皮小体を免疫染色するには，パラトルモン（PTH）よりもcalcium sensing receptor（CaSR）に対する抗体を用いたほうがよいかもしれない。分泌顆粒が少ないため，抗PTH抗体で細胞質が強く染まることは少ない。

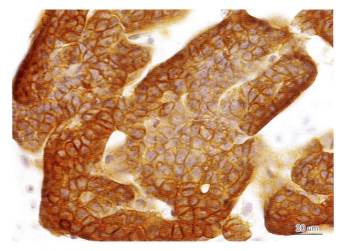

図D 上皮小体の拡大（CaSRの免疫染色，凍結切片）
図Cの一部拡大である。CaSRの免疫反応は，上皮小体主細胞の細胞膜に認められる。

43. 副腎

副腎は皮質と髄質からなり，前者はステロイド分泌系，後者はアミン・ペプチド分泌系に属する。髄質は代表的なクロム親和組織である。右図で肉眼的な位置を示す。

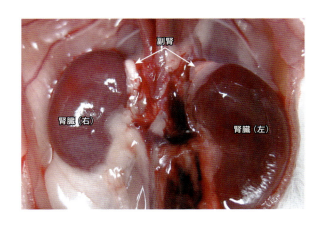

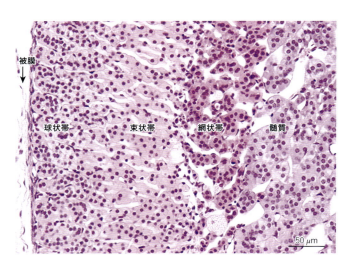

図A 副腎皮質
皮質は球状帯，束状帯および網状帯の3層に分かれる。被膜に接する球状帯は小型の細胞が球状に配列するのに対し，束状帯では細胞質が豊かな細胞が直線的に列をなしている。網状帯では，エオジンで細胞質が濃く染まる小型の細胞が索状に（方向性をもたずに）配列する。

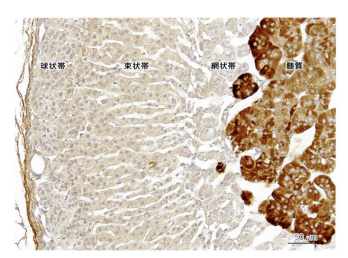

図B クロモグラニンの免疫染色
髄質細胞を免疫組織化学的に染色するには，クロモグラニンやチロシン水酸化酵素（TH）に対する抗体を使うのがよい。クロム親和細胞のほとんどすべてがクロモグラニン抗体（→145頁参照）に陽性（褐色）に染まるが，反応の強さにはばらつきがある。

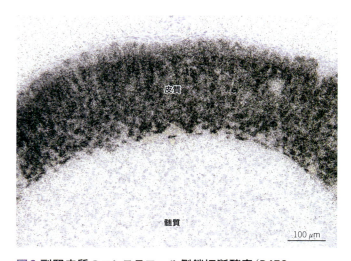

図C 副腎皮質のコレステロール側鎖切断酵素（P450scc, CYP11A1）（*in situ* hybridization 法）
皮質ホルモンの材料となるコレステロールに最初に働く酵素で，皮質の全層に発現する。

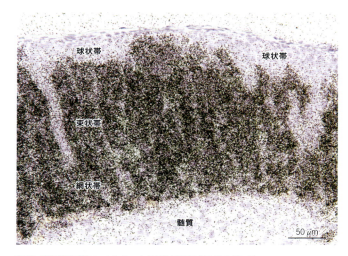

図D 副腎皮質の 11β-水酸化酵素（CYP11B1）（*in situ* hybridization 法）
皮質ホルモンのうちコルチコステロンとコルチゾールを合成するこの酵素は，束状帯から網状帯にかけて発現する。

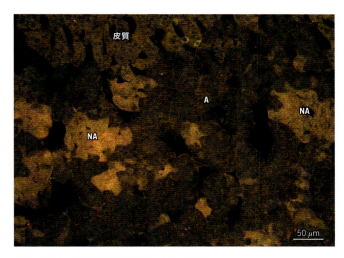

図E アミンの蛍光（副腎髄質，凍結切片）

アミン証明法のFalck-Hillarp法で髄質全体が蛍光を発するが，通常用いるホルマリンや4%パラホルムアルデヒドで固定しただけでもNA細胞が弱い蛍光を発する。NA細胞の割合はA細胞よりも少なく，小集団をつくる。

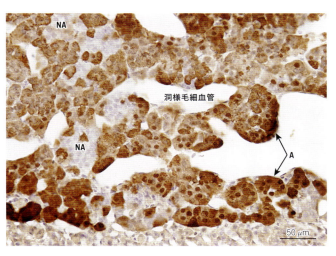

図F A細胞の証明（PNMTの免疫染色，凍結切片）

ノルアドレナリンをアドレナリンに変換する酵素であるフェニルエタノールアミン N-メチル基転移酵素（PNMT）を検出すれば，陽性反応を示す細胞はA細胞である（→抗体は143頁参照）。

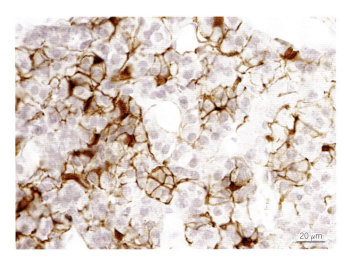

図G 髄質の支持細胞（S100蛋白の免疫染色，凍結切片）

髄質細胞は神経組織に由来し，ニューロンと同じ起源であるため，支持細胞というグリア細胞が髄質に含まれる。グリアマーカーであるS100蛋白を指標にしてこの細胞を特異的に染めることができる。支持細胞は細い突起を髄質細胞の間に伸ばしたり，取り囲んだりしている。

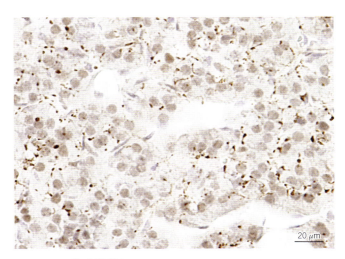

図H コリン作動性神経（CHT1の免疫染色，凍結切片）

髄質にはコリン作動性の節前線維が密に分布する。choline transporter 1（CHT1）に対する抗体（→144頁参照）で染色すると，終末部が点状に染まってくる。

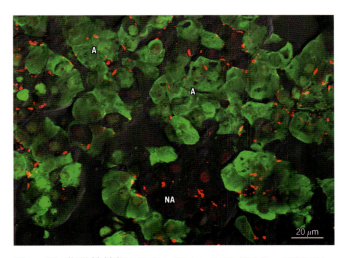

図I コリン作動性神経（PNMTとCHT1の免疫二重染色，凍結切片）

A細胞（PNMT抗体で緑色）とNA細胞のコリン作動性神経支配を二重染色でみたもので，赤色に染まる神経は両髄質細胞に分布していることがわかる。

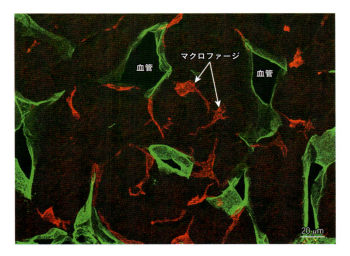

図J 髄質のマクロファージ（免疫二重染色，凍結切片）

副腎の髄質や皮質（とくに網状帯）にはマクロファージが多く存在する。この図では，血管内皮をLYVE-1（本来はリンパ管内皮に発現する）に対する抗体で緑色に，マクロファージをF4/80に対する抗体で赤色に染色した。

12章
感覚器

44. 平衡聴覚器

　平衡聴覚器の主体である内耳では，側頭骨の中で複雑な走行を示す管状の洞窟（骨迷路）の内部に，それと似た形の膜性の閉鎖管系である膜迷路を含んでいる。膜迷路の一部が肥厚して平衡覚と聴覚の感受装置になる。それらの形態は基本的にはヒトと同じである。なお，ここで用いた標本はすべて脱灰標本である。

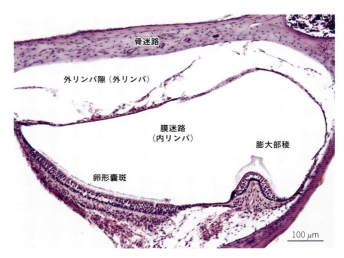

図A 平衡斑と膨大部稜
卵形嚢と半規管の膨大部が隣接した部位で，上皮が特殊化した平衡斑（卵形嚢斑）と膨大部稜が連続して観察される。膜迷路の中と外リンパ隙には液体が充満しており，それぞれ内リンパ，外リンパとよばれる。

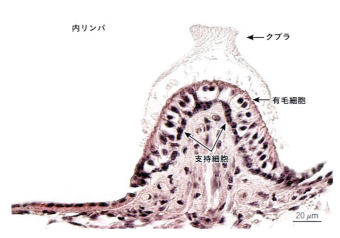

図B 膨大部稜
膨大部稜では，上皮下の結合組織が隆起し，それをおおう上皮も厚くなり2層の感覚上皮を形成する。感覚上皮の頂部をクプラがおおっており，有毛細胞の突起である平衡毛が深く進入している。感覚上皮では基底側に支持細胞が，内リンパ側に有毛細胞が並ぶ。

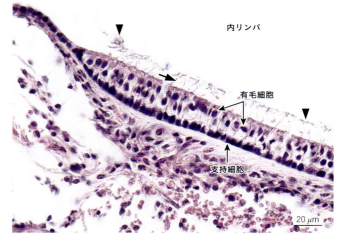

図C 卵形嚢の平衡斑（卵形嚢斑）
感覚細胞である有毛細胞の自由面からは長い平衡毛（矢印）が生えて，平衡砂膜とよばれるゼリー状の層の中に進入している。この標本では平衡砂膜ははっきりしないが，その上の平衡砂（耳石）は認められる（矢頭）。

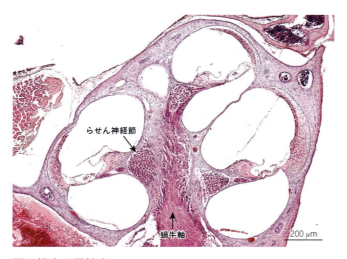

図D 蝸牛の弱拡大
蝸牛はらせん状に走る蝸牛らせん管からなる。この図では，蝸牛軸のまわりの3か所で蝸牛らせん管の断面がみられる。

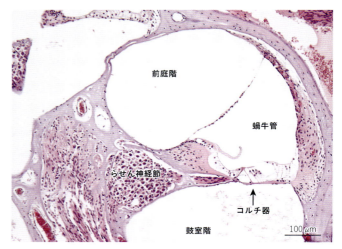

図E 蝸牛らせん管の弱拡大
膜迷路である蝸牛管は，骨らせん板の先端に前庭階と鼓室階にはさまれて存在する三角形の管である。蝸牛管の底面にコルチ器（らせん器）が存在する。

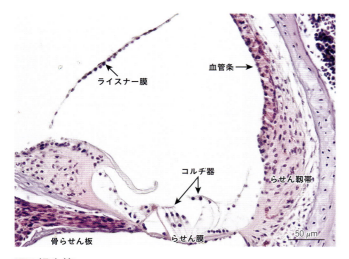

図F 蝸牛管
蝸牛管の底面が重要で，蝸牛の中心側の骨らせん板と外がわのらせん膜が基礎となり，らせん膜上には聴覚受容器であるコルチ器が存在する。

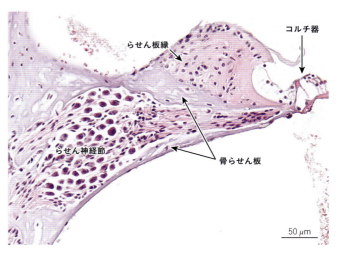

図G らせん神経節
骨らせん板の中をらせん神経節から伸びる樹状突起がコルチ器へ伸びている。らせん神経節は双極性のニューロンからなる。

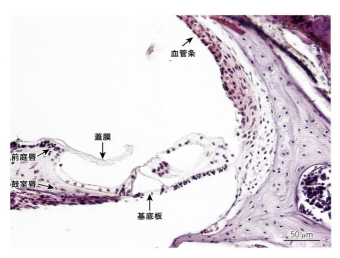

図H コルチ器
蝸牛管の底面にあたるらせん板縁は，骨らせん板の骨膜が膨隆したもので，2方向に伸び，一方で蓋膜の基部をつくり（前庭唇），他方でコルチ器の基底板に連なる（鼓室唇）。

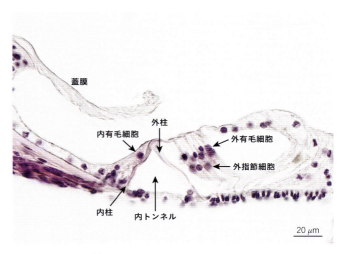

図I コルチ器の拡大
図Hの一部拡大である。コルチ器を構成する細胞は，感覚細胞（有毛細胞）と支持細胞（指節細胞など）の2種に大別される。内および外有毛細胞はともに音を感じる感覚細胞である。内有毛細胞は内柱の内がわに1列，外有毛細胞は外柱の外がわに3列に配列している。

45. 眼球壁

　皮膚の延長部分である眼瞼が眼球の表面をおおい，内側面では角膜に面している。眼球は外がわから線維膜，血管膜，神経膜（網膜）に分けられ，角膜と強膜が線維膜にあたる。瞬膜はヒトでは発達しないが，マウスでは眼瞼結膜の基部に存在し，中に軟骨が含まれることがある。

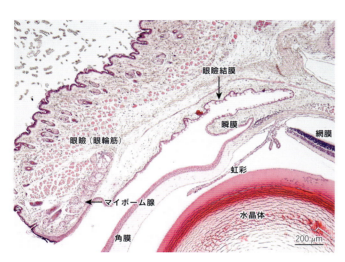

図A 眼瞼
眼瞼と角膜，水晶体の位置関係を示す。眼瞼の内部に眼輪筋が見える。眼瞼と角膜の間の粘膜ひだが，瞬膜である。ヒトと同様に，眼瞼内脂腺である瞼板腺（マイボーム腺）が発達する。

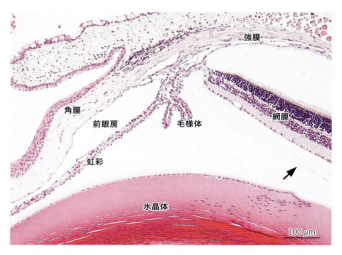

図B 毛様体と虹彩（図Aの一部拡大）
毛様体から細い糸（毛様体小帯，矢印）が水晶体に向かって伸びている。

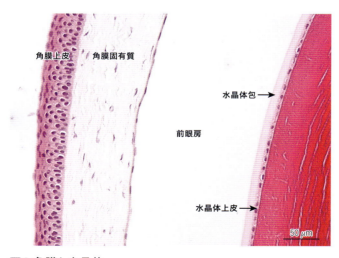

図C 角膜と水晶体
角膜の表層は重層扁平上皮（角膜上皮）でおおわれる。その下層を膠原線維が密に並ぶ角膜固有質が占める。水晶体の表層を水晶体包と水晶体上皮がおおう。

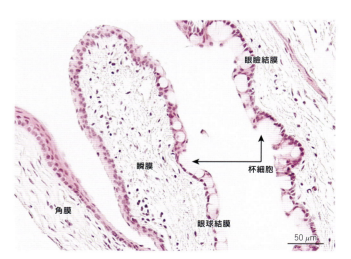

図D 結膜（図Aを右に90°回転し，一部拡大）
眼瞼結膜と瞬膜がつくる結膜円蓋には多数の杯細胞が出現する。

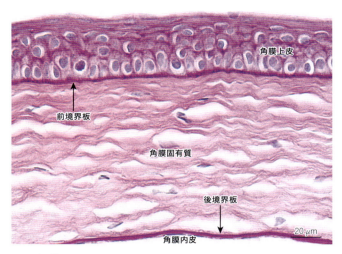

図E 角膜（PAS染色）
角膜上皮と角膜固有質の間の前境界板，角膜固有質と角膜内皮の間の後境界板はともに基底膜に由来し，PAS染色で強く染まる。

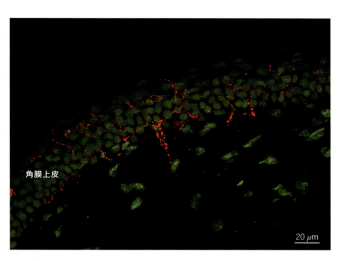

図F 角膜の神経支配（CGRPの免疫染色，凍結切片）
角膜は外来刺激に敏感な組織であり，そのことを示すように上皮内に多数の感覚神経（赤色）が進入している。核はすべて緑色に染色してある。

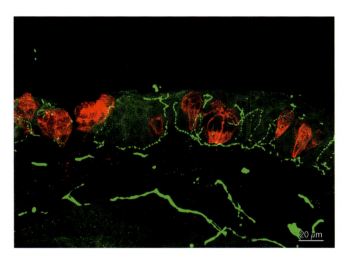

図G 結膜の杯細胞と神経支配（免疫二重染色，凍結切片）
結膜の上皮（重層扁平あるいは重層円柱上皮）にも密な神経支配がみられる[10]。杯細胞をGP2抗体で赤色に，神経全般をPGP9.5抗体（→144頁参照）で緑色に染色した。

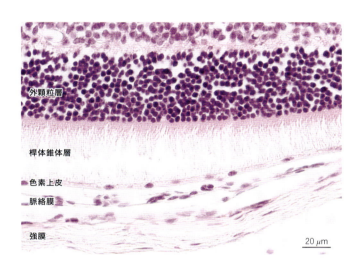

図H 脈絡膜
色素上皮と強膜の間には血管に富む脈絡膜がある。このマウス（ddY）のようなアルビノでは，ここに色素細胞は存在してもメラニンを含まない。

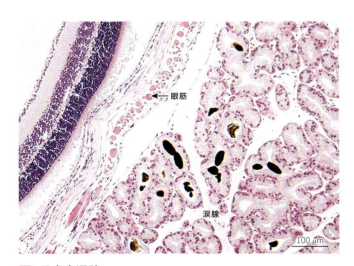

図I 眼窩内涙腺
眼球の周囲には涙腺が発達している。ここで用いたddYマウス（アルビノ）では，分泌物が黒色に見えることがある。

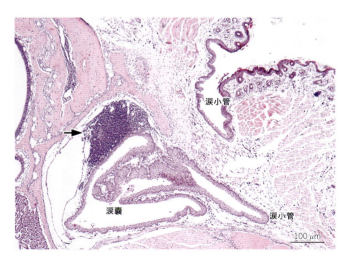

図J 涙小管と涙嚢
眼瞼の根元に複雑な走行を示す涙小管がみられ，それは奥の涙嚢に通じる。涙嚢の壁にはリンパ小節（矢印）が発達している。

46. 網膜

網膜は脳に由来し，細胞や突起が整然と配列しているので情報伝達回路や層構造を理解するのに適している．網膜は眼球壁の内膜（神経膜）にあたり，10層からなる．

図E〜Jでは，網膜および脈絡膜の血管に注目した．

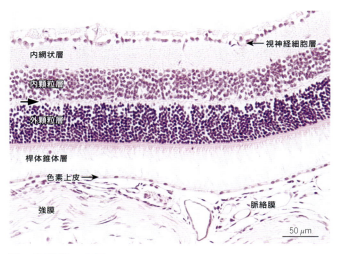

図A 眼球壁の全層
外網状層（矢印）はヒトにくらべると薄くなっている．使用したマウスはアルビノであるため色素上皮と脈絡膜にメラニン色素は存在しない．

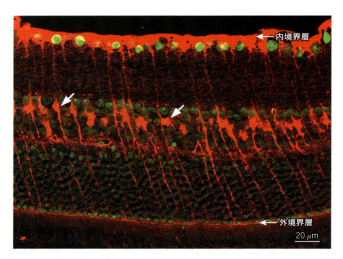

図B ミュラー細胞（3-PGDHの免疫染色，凍結切片）
網膜には2種類のグリア系の細胞が含まれる．ミュラー細胞は網膜固有の細胞で数が多い．グリア系のマーカーで同定できるが，ここでは3-PGDH抗体（→144頁参照）を用いた．その核（矢印）は内顆粒層にある．

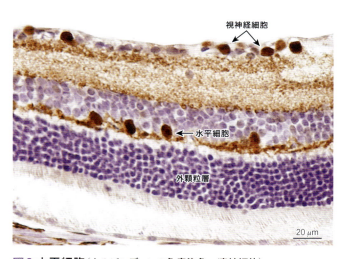

図C 水平細胞（カルビンディンの免疫染色，凍結切片）
神経特異蛋白質であるカルビンディンの免疫染色では，水平細胞と視神経細胞が強く焦げ茶色に染まる．

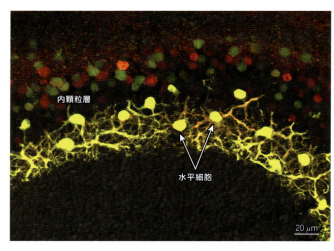

図D 水平細胞（免疫二重染色，凍結切片）
網膜をカルビンディン抗体（→144頁参照）で赤色に，またPGP9.5抗体で緑色に染めた．水平細胞とその突起が両方の抗体で染まるので黄色にみえる．網膜が斜めに切れた切片であるため，突起の広がりがよくわかる．

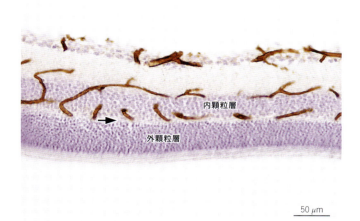

図E 網膜の血管系（凍結切片）
標識トマトレクチンを生体投与し，血管内皮を描出した。網膜に分布する血管は内顆粒層まで進入するが，それより外がわには行かない。外網状層（矢印）より外がわは脈絡膜の血管から酸素や養分を受けている。

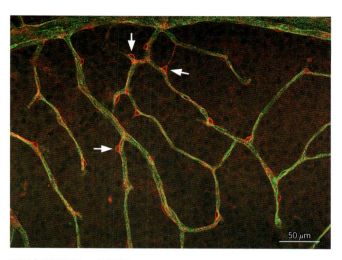

図F 網膜表層の血管網（免疫二重染色，伸展標本）
CD31抗体で血管内皮を緑色に，周皮細胞（矢印）をNG2抗体で赤色に染色した（→抗体は143頁参照）。

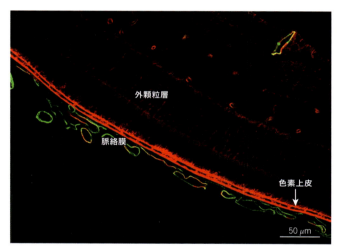

図G 脈絡膜の血管（免疫二重染色，凍結切片）
ここでは，GLUT1を赤色に（→抗体は146頁参照），血管内皮をCD31抗体で緑色に二重染色した。脈絡膜には緑色に（一部は赤色が加わる）染まる血管が多い。色素上皮には血液脳関門に発現するGLUT1が発現している。

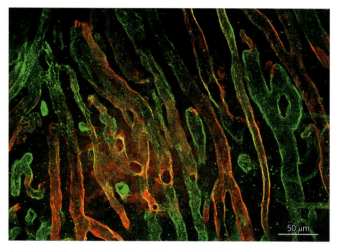

図H 脈絡膜の血管（免疫二重染色，膜片標本）
図Gと同様に血管全体をCD31抗体で緑色に，GLUT1を赤色に染色した。脈絡膜では分岐吻合する静脈叢が主体をなす。血管の一部のみがGLUT1抗体で染まる意味は不明である。

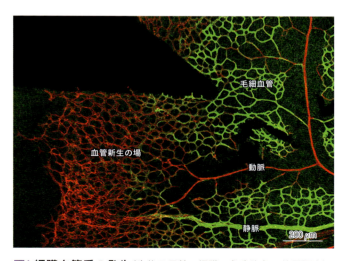

図I 網膜血管系の発生（生後7日齢の網膜，免疫染色，伸展標本）
動脈がCD31抗体で赤色に，毛細血管と静脈がMCT1抗体で緑色に染まっている。血管網の先端部はCD31抗体でのみ染まるが，ここが血管新生の場である。

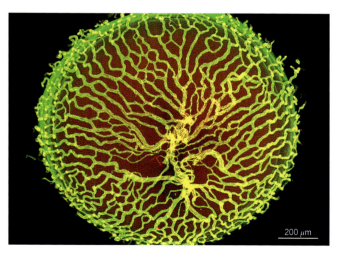

図J 水晶体血管網
（生後3日齢の水晶体の後面，免疫二重染色，全載標本）
GLUT1（緑色）とCD31（赤色）に対する抗体で水晶体後面の緻密な血管網が染まっている[13]。しかし，この血管網は生後発達の過程で消失する。

47. 脳の構成細胞

　脳はニューロン（神経細胞）とグリア（神経膠細胞）で構成されるが，ほかに血管内皮などが含まれる。ニューロンやグリアの観察には古くから鍍銀法（→149頁参照）が利用されてきた。その染色原理は不明ながら，まわりの細胞に邪魔されることなく1個の細胞の端から端まで染まるので，細胞の全体像を観察するのに適している。一方で，神経系の細胞や構成要素に特異的な物質が数多く同定され，それらに対する抗体を用いた免疫染色が威力を発揮するようになった。

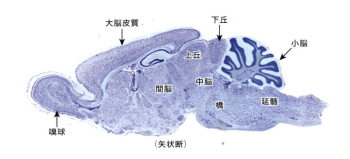
（矢状断）

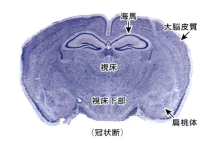
（冠状断）

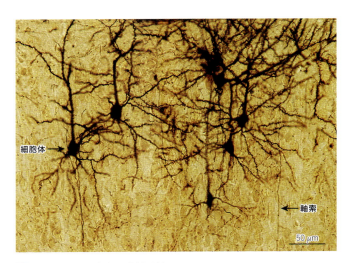

図A ニューロン（ゴルジ鍍銀法）
大脳皮質の錐体細胞が6個ほど染まっている。これらは典型的な多極神経細胞であり，最も太い頂上樹状突起（→図B参照）は大脳の表面に向かい，反対側から細い軸索が大脳の髄質に向かって伸びる。

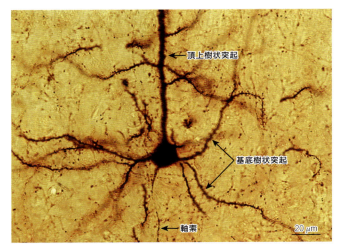

図B 錐体細胞（ゴルジ鍍銀法）
細胞体から横方向に伸びる突起を基底樹状突起という。頂上および基底樹状突起にはシナプスをつくる棘（スパイン）がびっしりついている。錐体細胞は興奮性の出力系ニューロンなので，長い軸索をもつ。

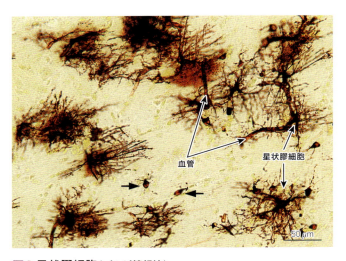

図C 星状膠細胞（ゴルジ鍍銀法）
無数の細長い突起をさまざまな方向に伸ばすのが星状膠細胞の特徴である。また，血管との関連性が強い。矢印で2個の希突起膠細胞をさす。

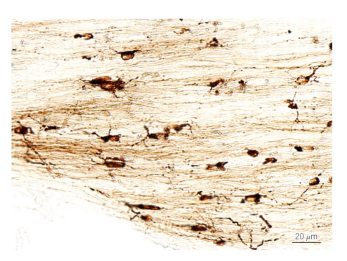

図D 希突起膠細胞（海馬采，ゴルジ鍍銀法）
海馬采や脳梁などの神経線維の束の中に密に出現し，少数の短い突起を伸ばすグリア細胞である。

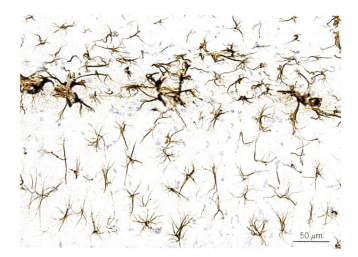

図E 星状膠細胞（海馬，GFAPの免疫染色，凍結切片）
グリア線維性酸性蛋白質（GFAP）は星状膠細胞に特有の中間径フィラメントの構成成分で，この細胞の優れたマーカーになる。

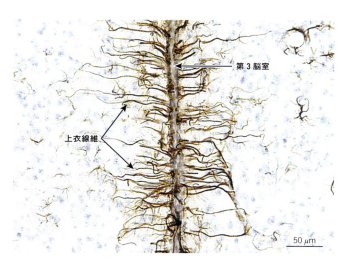

図F 上衣細胞と上衣線維（第3脳室，GFAPの免疫染色，凍結切片）
第3脳室の壁をつくる上衣細胞とそこから伸びる上衣線維がGFAP抗体に強く染まっている。

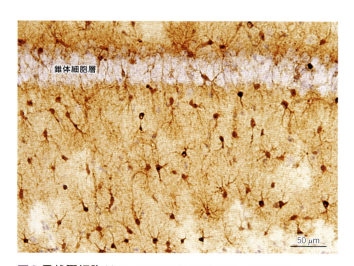

図G 星状膠細胞（海馬，S100蛋白の免疫染色，凍結切片）
S100蛋白は脳では星状膠細胞に特異的な細胞質蛋白である。したがって，細胞体と突起の全体が染まる（→抗体は145頁参照）。

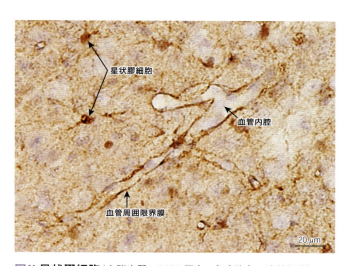

図H 星状膠細胞（大脳皮質，S100蛋白の免疫染色，凍結切片）
星状膠細胞から伸びる複数の突起が血管を取りまいて膜状に広がる。これを神経膠性血管周囲限界膜という。

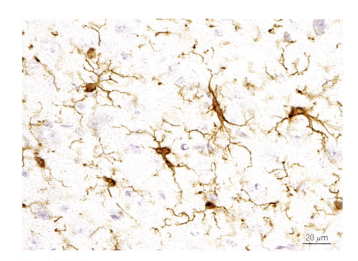

図I 小膠細胞（大脳皮質，Iba1の免疫染色，凍結切片）
小膠細胞は脳の中に出現するマクロファージであり，Iba1は有用なマーカー（→144頁参照）のひとつである。正常状態ではこのように細胞質に乏しく繊細な突起を伸ばし，比較的均一に分布する。

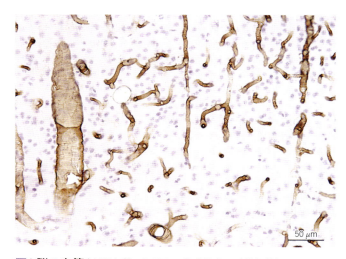

図J 脳の血管（大脳皮質，GLUT1の免疫染色，凍結切片）
血管内皮の一般的なマーカーでもこのように染まるが，GLUT1が脳血管内皮の染色には最も優れている（→抗体は146頁参照）。

48. 大脳皮質

高次中枢である大脳皮質は6層よりなる。マウスの場合，Ⅱ層とⅢ層は連続しているので，それらの区別が難しい。また，大脳の部位により，層構造には違いが生じる。

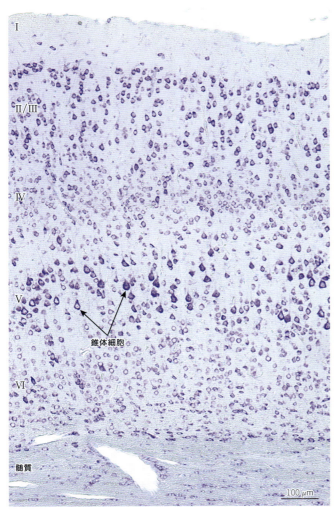

図A 大脳皮質の層構造（トルイジンブルー染色）
Ⅴ層には大型の錐体細胞が集まっている。

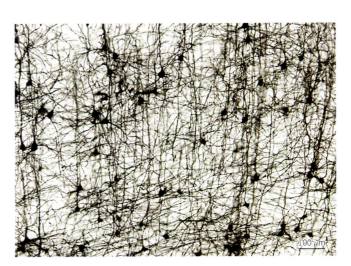

図B 錐体細胞（Ⅴ層からⅥ層にかけての皮質，ゴルジ鍍銀法）
染まっている細胞の多くは錐体細胞である（→ゴルジ鍍銀法は149頁参照）。

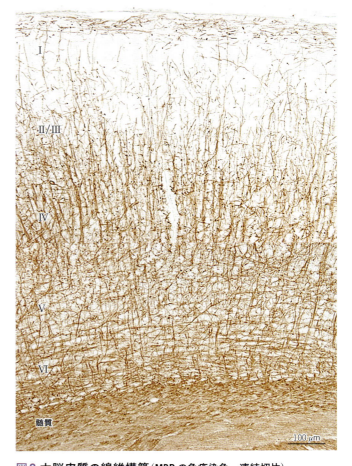

図C 大脳皮質の線維構築（MBPの免疫染色，凍結切片）
皮質の有髄線維がMBP（myelin basic protein）抗体（→144頁参照）に染まっている。おおまかには表面に平行に走るものと垂直に走るものとがある。

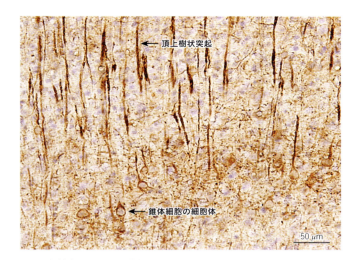

図D 錐体細胞の頂上樹状突起
（大脳皮質，MAP2 の免疫染色，凍結切片）

MAP2（→抗体は 144 頁参照）は樹状突起，なかでも錐体細胞では頂上樹状突起に豊富に含まれる。

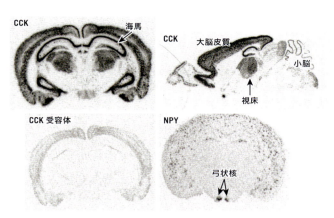

図E 大脳皮質の CCK と NPY（*in situ* hybridization 法）

大脳皮質のニューロンには神経伝達物質をはじめさまざまな物質が含まれている。これらの図はコレシストキニン（CCK）と CCK 受容体およびニューロペプチドY（NPY）の遺伝子発現を観察したものである。

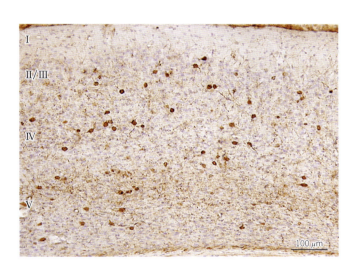

図F パルブアルブミンを発現する介在ニューロン

パルブアルブミン（parvalbumin）を発現する介在ニューロンがⅡ層からⅤ層にかけて散在する。これらはかご細胞 basket cell とよばれる細胞に相当し，抑制性介在ニューロンの約 40％を占める（→抗体は 145 頁参照）。

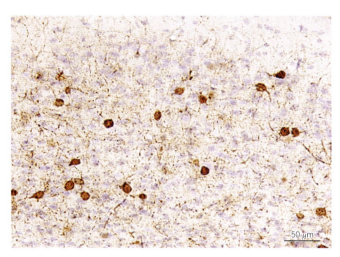

図G パルブアルブミン発現細胞の拡大

図 F の一部拡大である。錐体細胞にくらべるとかなり小さく，突起の数も少ない。

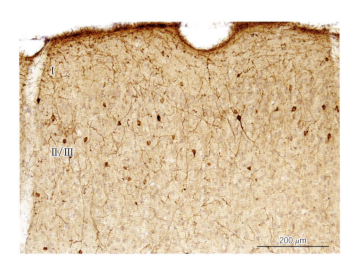

図H NPY 含有細胞

NPY は皮質に豊富な信号物質である（→図 E 参照）。線維はⅠ層にまで上行し，同層内で水平方向に広がっている。これらはマルチノッティ細胞の軸索であり，錐体細胞の樹状突起に終わり，これを抑制性に支配する。

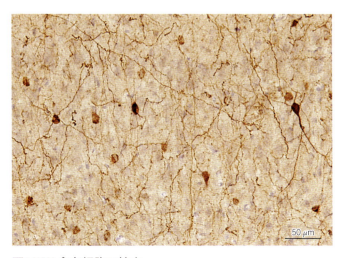

図I NPY 含有細胞の拡大

図 H の一部拡大である。この細胞も非錐体細胞の一種で局所回路ニューロンなのでサイズは小さい（→抗体は 145 頁参照）。

49. 嗅球と海馬

脳の系統発生的に古い部分は不等皮質とよばれ，嗅球と海馬がその代表である。これらは大脳皮質（等皮質）と異なり，6層の形成をみない。嗅球のニューロン構成については文献15に詳しい。

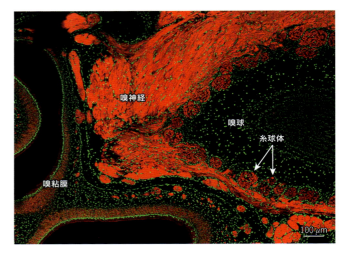

図A 嗅粘膜と嗅球（OMPの免疫染色，脱灰標本）
嗅細胞に特異的なマーカーであるOMP (olfactory marker protein) に対する抗体（→143頁参照）を使って，嗅粘膜-嗅神経-嗅球の関係を可視化した。

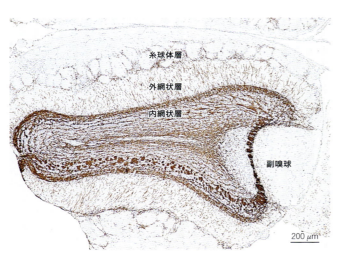

図B 嗅球（水平断，MBPの免疫染色）
片側の嗅球の水平断切片で，線維の走行がよくわかる（→MBPについては124頁図C参照）。

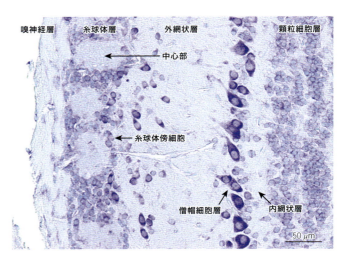

図C 嗅球の各層（矢状断，トルイジンブルー染色）
嗅糸球体は，嗅球に特徴的な構造である。線維成分からなる中心部を糸球体傍細胞が円形に囲む。

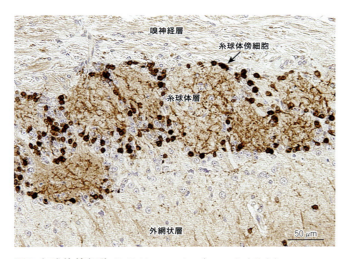

図D 糸球体傍細胞（矢状断，カルビンディンの免疫染色）
嗅糸球体の縁の部分（殻という）を構成する糸球体傍細胞と糸球体内部（中心部という）の神経線維がカルビンディン抗体で焦げ茶色に染まっている。

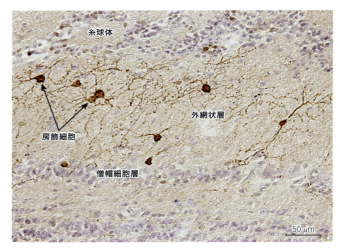

図E 房飾細胞（矢状断，パルブアルブミンの免疫染色，凍結切片）
房飾細胞は外網状層に存在する介在ニューロンである。細胞体と特徴的な突起がパルブアルブミン抗体で焦げ茶色に染まっている。

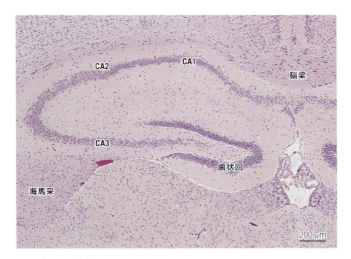

図F 海馬と歯状回
海馬（アンモン角）は脳梁の下に広がる特異な構造体である。錐体細胞の細胞体が層状に並び，それが湾曲している。小錐体細胞からなるCA1，大錐体細胞からなるCA2, 3に分ける。

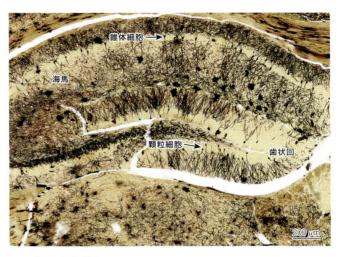

図G 海馬と歯状回（ゴルジ鍍銀法）
海馬の主体をなすニューロンは錐体細胞で，一方歯状回では顆粒細胞である（→ゴルジ鍍銀法は149頁参照）。それぞれの細胞体から上下両方向に突起が伸びる。

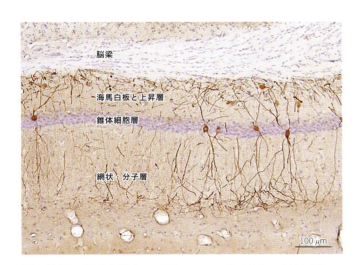

図H 海馬の錐体細胞（CA1領域，MAP2の免疫染色，凍結切片）
錐体細胞層の中の一部の細胞がMAP2抗体（→144頁参照）で焦げ茶色に染まっている。その軸索は脳梁近くの海馬白板に伸びる。

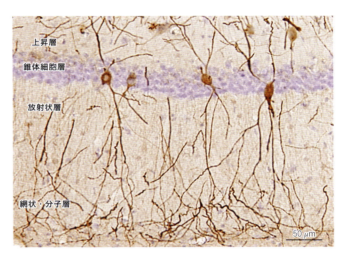

図I 錐体細胞の樹状突起
図Hの一部拡大である。基底樹状突起は上昇層に分布する。反対方向へ向かう頂上樹状突起は放射状層を経て網状・分子層に広がる。

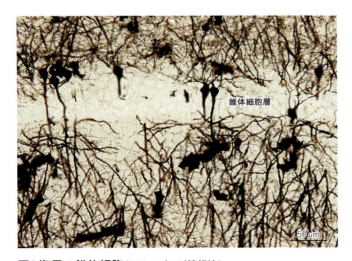

図J 海馬の錐体細胞（CA1，ゴルジ鍍銀法）
海馬はおおまかには錐体細胞層とその上下を占める線維層からなる。

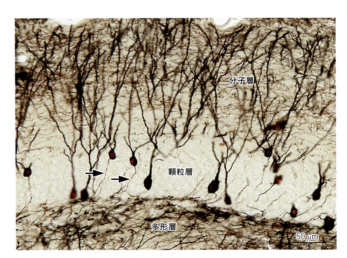

図K 歯状回（ゴルジ鍍銀法）
歯状回も3層からなる。顆粒細胞の樹状突起はすべて分子層に向かう。反対方向に伸びる細い軸索（矢印）は海馬CA3領域へ達する。

50. 間脳

　間脳の重要な部位である視床下部を神経分泌を中心に説明する。
　視床下部の重要な機能を担う視床下部下垂体系には2系統ある。室傍核や視索上核のニューロンが下垂体後葉まで軸索を使ってホルモンを運ぶ系（大細胞性神経分泌系）と，第3脳室の室周囲帯にある小型のニューロン群が正中隆起に投射し，下垂体前葉ホルモンの放出と放出抑制ホルモンを正中隆起の下垂体門脈系に分泌する系である（小細胞性神経分泌系）。

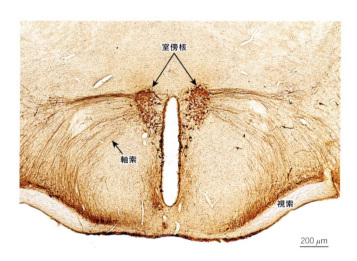

図A 室傍核のバソプレシンニューロン（免疫染色，凍結切片）
大細胞性神経分泌系の神経核は室傍核と視索上核にあり，バソプレシンとオキシトシンを分泌する。軸索は下垂体後葉に達するが，この図では室傍核から出た軸索が視索に沿って伸びている様子がわかる。

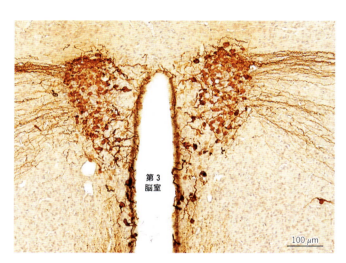

図B 室傍核（バソプレシンの免疫染色，凍結切片）
図Aの一部拡大である。室傍核のニューロンは大きく，しかも密集する。軸索は一定方向に伸びる（→抗体は145頁参照）。

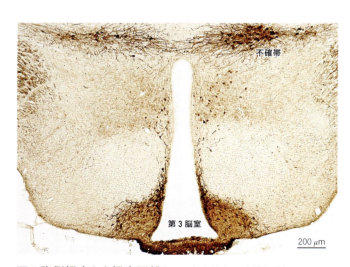

図C 腹側視床から視床下部（THの免疫染色，凍結切片）
不確帯は腹側視床の一部であり，それより下が視床下部である。中央の第3脳室の底が正中隆起になる（→抗体は145頁参照）。

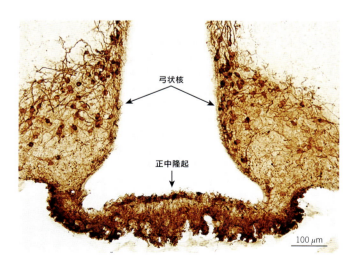

図D 弓状核（THの免疫染色，凍結切片）
弓状核は小細胞性神経分泌系の代表的な神経核であり，ドパミン（TH陽性），ソマトスタチン，NPYなどを分泌する。内臓からの情報を得て，食欲を調節する中枢でもある。

51. 視床下部と食欲調節機構

　視床下部は末梢からのホルモン，神経物質および栄養のシグナルを統合して，食欲を調節する中枢である。それらに対する受容体とともに，さまざまな食欲調節物質が産生される。摂食抑制作用をもつものには，α-MSH（メラノサイト刺激ホルモン），POMC（プロオピオメラノコルチン），CART（コカイン・アンフェタミン調節転写物質）などがあり，亢進作用をもつものにはNPY（ニューロペプチドY），AgRP（アグーチ関連ペプチド），オレキシンなどがある。

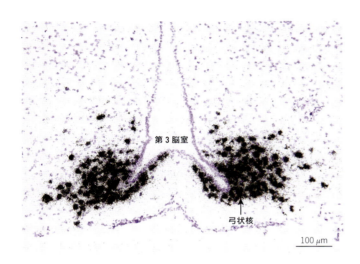

図A 弓状核のNPY mRNA発現（*in situ* hybridization法）
NPYニューロンが弓状核に集まっている。弓状核は食欲調節因子の受容体を発現しており，食欲の亢進と抑制の両面に関与する。

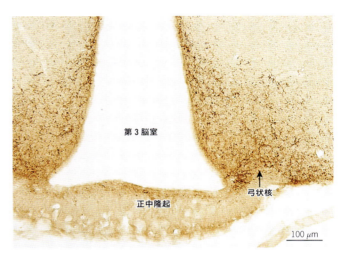

図B AgRP含有神経（免疫染色，凍結切片）
AgRPは食欲亢進作用をもつ。ニューロンの細胞体は主に弓状核にあるが，この図では細胞体は染まらず，線維だけが集まっている（→抗体は145頁参照）。AgRPはNPYと共存する。

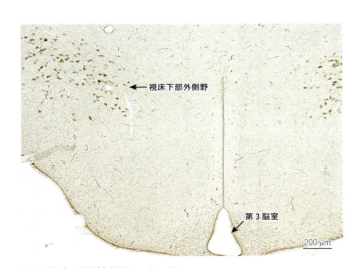

図C 視床下部外側野のオレキシンニューロン
　　（免疫染色，凍結切片）
食欲増進ペプチドであるオレキシンは，ここから脳の広範囲に投射している。外側野は摂食中枢として重要である。

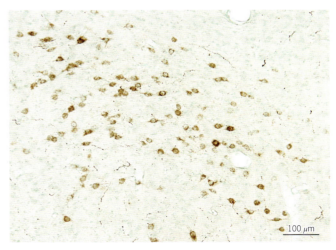

図D オレキシンニューロンの細胞体
図Cの一部拡大である。室傍核（→前頁図B参照）や弓状核（→本頁図A参照）にくらべると細胞はゆるやかに集まっている。

52. 脳幹

脳幹には，中脳，橋，延髄が含まれる。そこには生命維持に重要なさまざまな神経核や神経路がある。脳内に広く分布するアミン神経系の起始核も多く，ノルアドレナリン神経系，アドレナリン神経系，ドパミン神経系，セロトニン神経系などがある。前3者は，チロシン水酸化酵素（TH）によって産生されるL-ドパを経て合成されるので，それらの染色にはTH抗体による染色が便利である。

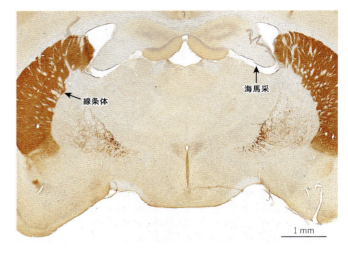

図A 黒質-線条体路（冠状断，DATの免疫染色，凍結切片）
中脳黒質（→図B参照）から線条体に向かうドパミンニューロンはパーキンソン病に関連する神経回路である。放出後のドパミンはドパミン輸送体（DAT）によって軸索に取りこまれるので，DATの免疫染色でも黒質-線条体路がTHのそれと同様に染まる（→抗体は144頁参照）。

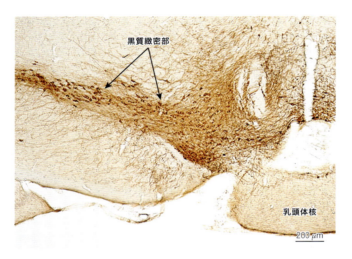

図B 黒質（中脳，THの免疫染色，凍結切片）
黒質には大きい神経核があり，ヒトでは黒ずんでみえるのでこの名がある。背側部では神経細胞体が密集する（緻密部）。主要な伝達物質であるドパミンはTHによって産生されるL-ドパを経て合成される。

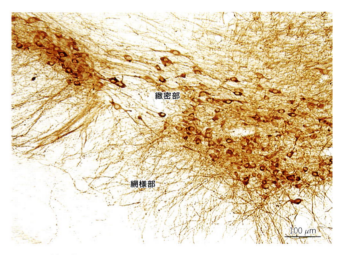

図C 黒質の拡大（中脳，THの免疫染色，凍結切片）
緻密部の大型のニューロンからのびる線維が腹側の網様部に進入し，線条体に向かう。

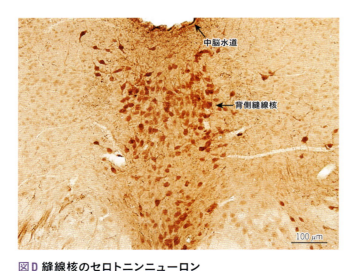

図D 縫線核のセロトニンニューロン
（中脳，セロトニンの免疫染色，凍結切片）
セロトニンニューロンは中脳の縫線核に集まり，脳全体に投射する。うつ病との関係が深い。

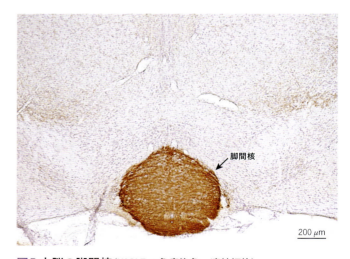

図E 中脳の脚間核（VAChTの免疫染色，凍結切片）
内側手綱核から投射するコリン作動性神経は脚間核を経て，腹側被蓋野や縫線核のモノアミンニューロンを支配する。ここでは小胞膜アセチルコリン輸送体（VAChT）に対する抗体（→145頁参照）で染色した。

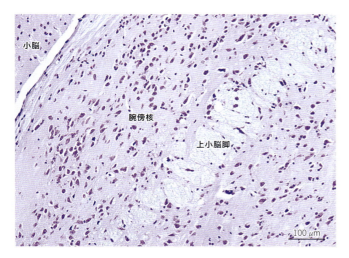

図F 腕傍核（ニッスル染色）

腕傍核 parabrachial nucleus は中脳と橋の移行部で上小脳脚に接したところにある。痛みや食欲に重要な神経核である。

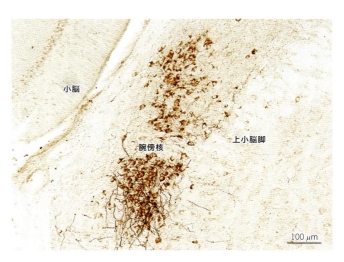

図G 腕傍核の CGRP ニューロン（免疫染色，凍結切片）

脊髄から上行する痛み信号の一部は，橋にある腕傍核を介して扁桃体などに向かう（脊髄腕傍核路）。伝達物質として CGRP を含む。

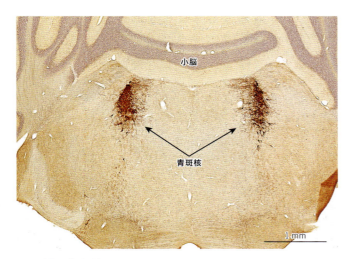

図H 橋の青斑核（TH の免疫染色，凍結切片）

橋の背部（橋被蓋）に，ヒトでは青く黒ずんでみえる青斑核がある。ノルアドレナリンを産生するので TH 抗体で強く染まる。

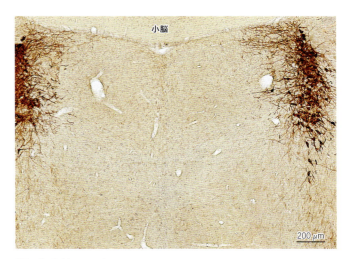

図I 青斑核のアドレナリンニューロン

図Hの一部拡大である。大型のニューロンで脊髄のニューロン（運動，知覚および自律性）へも線維を出している（青斑核脊髄路）。

53. 小脳と延髄

　小脳皮質の組織像には大脳皮質のような部位差が少なく，どの部位も3層からできている。プルキンエ細胞を中心とした神経回路は整然としており，よく研究もされてきた。嗅覚を除く，あらゆる感覚情報は小脳（具体的にはプルキンエ細胞の樹状突起）に集められるので，小脳を感覚の統合中枢とよぶことがある。

　延髄の形態と機能は小脳にくらべると複雑であるが，生命活動にとってきわめて重要な部分である。出現する神経核の種類や構築は位置（高さ）によって著しく変わる。

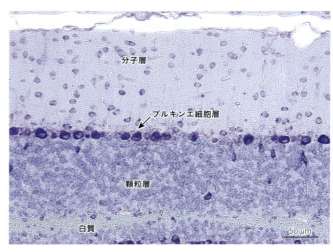

図A 小脳皮質の層構造（トルイジンブルー染色）
小脳皮質は整然とした層構造を示す。

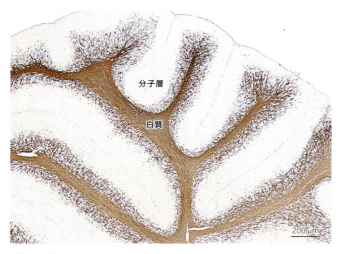

図B 小脳（MBPの免疫染色，パラフィン切片）
MBP抗体（→144頁参照）は髄鞘の染色に用いられるが，この図ではプルキンエ細胞の軸索，それらが集積してできる白質の全体が焦げ茶色に染まっている。

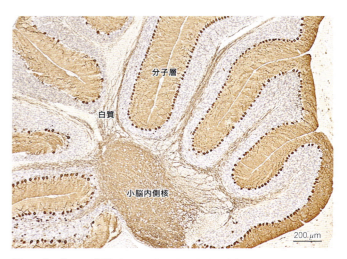

図C プルキンエ細胞（小脳の矢状断，免疫染色）
プルキンエ細胞のマーカーとしてはカルビンディンが優れており，軸索が髄質の小脳核に投射するのを追跡できる。小脳核のうち，マウスでは内側核（室頂核）が比較的よく発達する。

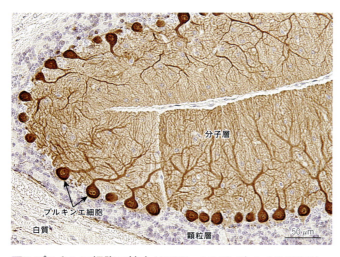

図D プルキンエ細胞の拡大（矢状断，カルビンディンの免疫染色）
矢状断切片では，プルキンエ細胞の樹状突起が平面的に広がるので，その全体像が観察できる。

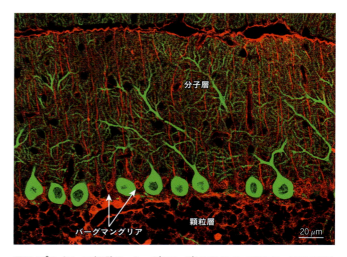

図E プルキンエ細胞とバーグマングリア（免疫二重染色，凍結切片）
プルキンエ細胞がカルビンディン抗体によって緑色に，大型の星状膠細胞であるバーグマングリアが 3-PGDH 抗体により赤色に染まっている。

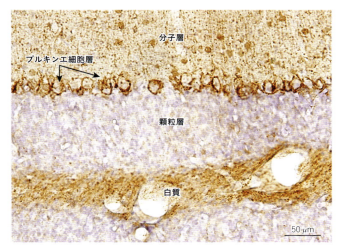

図F かご細胞の終末
（小脳皮質の冠状断，パルブアルブミンの免疫染色，凍結切片）
分子層の神経細胞であるかご細胞から伸びる軸索は，プルキンエ細胞の細胞体に密に分布する。プルキンエ細胞に対して抑制的に働く。

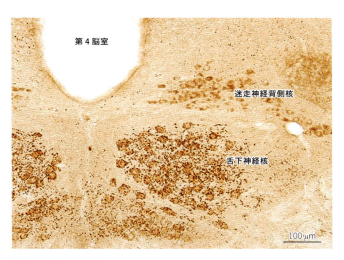

図G 延髄背側部（延髄上部の横断，免疫染色，凍結切片）
小胞膜アセチルコリン輸送体（VAChT）に対する抗体（→ 145 頁参照）でコリン作動性神経を染色した。舌下神経核，迷走神経背側核ともにコリン作動性であるが，前者にはコリン作動性の神経終末も多数みられる。

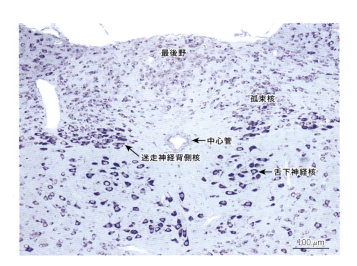

図H 延髄（延髄下部の横断，トルイジンブルー染色）
中心管の上に最後野，左右に迷走神経背側核などがみられる。

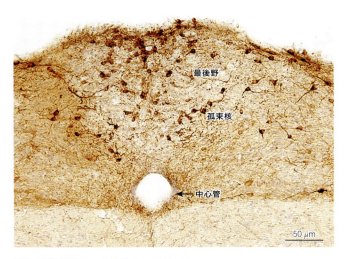

図I 最後野（TH の免疫染色，凍結切片）
チロシン水酸化酵素（TH）に対する抗体（→ 145 頁参照）で，最後野と孤束核の小型のニューロン（アドレナリンおよびノルアドレナリン作動性）が染まっている。最後野には嘔吐の中枢がある。

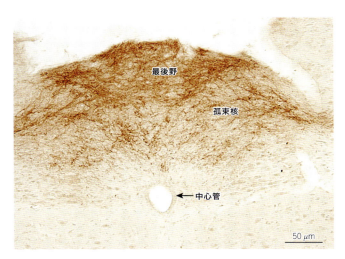

図J 最後野（CCK 受容体の免疫染色，凍結切片）
消化管ホルモンである CCK の受容体が最後野と孤束核に投射するニューロンの終末部に発現している（→抗体は 145 頁参照）。おそらく，腸管からのシグナルを直接受けて満腹感を起こしているのであろう。

54. 脳室周囲器官群など

第3，第4脳室壁の正中に沿って血液脳関門が脆弱な特殊な部位があり，脳室周囲器官群と総称される。松果体と下垂体後葉も含まれるが，これらを除くと，終板器官，脳弓下器官，正中隆起，最後野などがある。脳室周囲器官の多くでは血管系が発達しており，有窓性毛細血管であるため，脳が血液成分の情報を得るのに適している。交連下器官を含める場合もあるが，ここは血管が乏しいため（→次頁図E，F参照）除外すべきであろう。

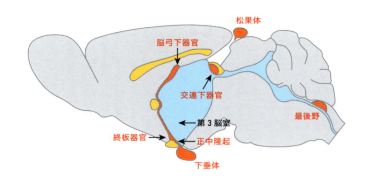

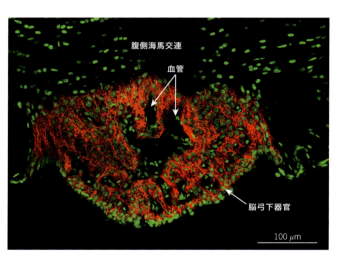

図A 脳弓下器官 subfornical organ（SFO）（免疫染色，凍結切片）
GLUT3抗体（→146頁参照）を使って神経線維を赤色に染めたものであるが，GLUT3を発現する神経線維がここに集まる意味は明確ではない。

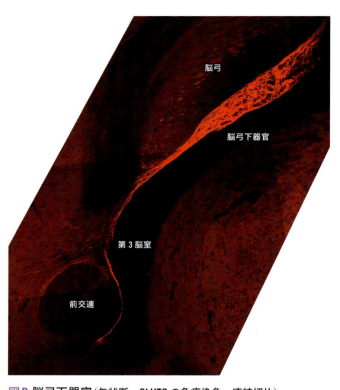

図B 脳弓下器官（矢状断，GLUT3の免疫染色，凍結切片）
脳弓下器官は脳底部に向かって長く伸びて，前交連を迂回するように下方へ，おそらく終板器官へと続く。

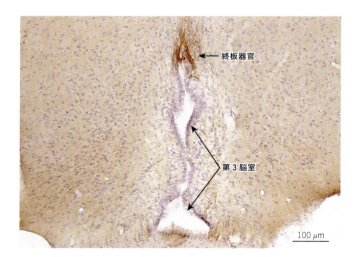

図C 終板器官 organum vasculosum of the lamina terminalis（OVLT；VOLTとも略す）（冠状断，免疫染色，凍結切片）
GLUT3を目印にしてOVLTを染めたもので，脳弓下器官から降りてきたGLUT3陽性神経が終板器官に達する。

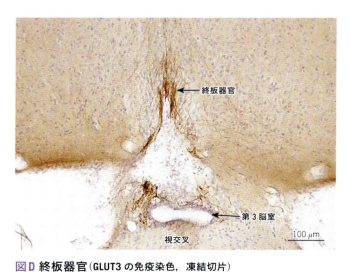

図D 終板器官（GLUT3の免疫染色，凍結切片）
図Cの近接切片である。第3脳室の前下端部を閉ざす終板 lamina terminalis は視交叉の上に位置する矢状ひだをつくり，これは第3脳室の陥凹にあたる。その近傍に血管が多い終板器官がある。

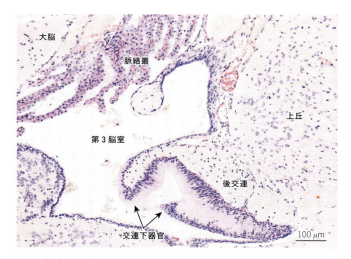

図E 交連下器官 subcommissural organ(SCO)(矢状断)
交連下器官は脳室上衣細胞の背が著しく高くなったもので，その点でも他の脳室周囲器官とは異なっている。

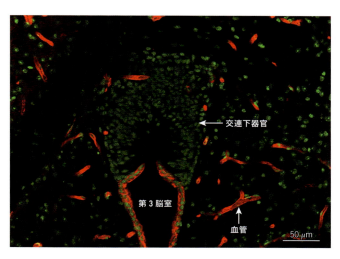

図F 交連下器官(冠状断，GLUT1の免疫染色，凍結切片)
ここでは血管内皮をGLUT1抗体(→146頁参照)で赤色に染めている。他の脳室周囲器官と異なり，血管が多いということはない。

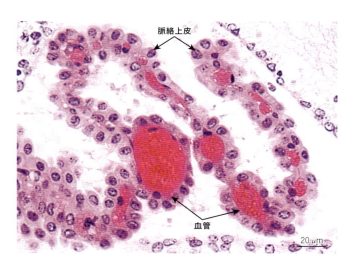

図G 脈絡叢(側脳室)
脈絡叢は脳壁の背側正中にあたる部分が単層化し，血管に富む間葉組織とともに脳室に突出したもので，表面は単層立方上皮(脈絡上皮)がおおう。その間には血管に富む層がある。

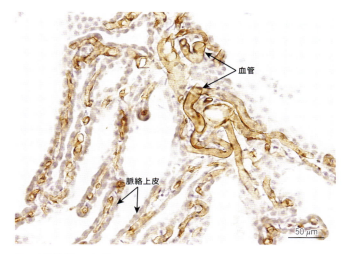

図H 脈絡叢の血管(第4脳室，免疫染色，凍結切片)
CD31抗体(→143頁参照)で血管内皮を焦げ茶色に染めてある。

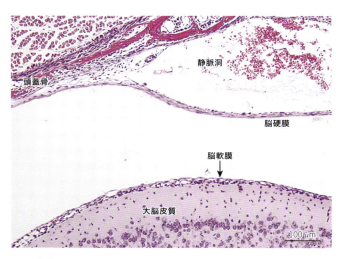

図I 髄膜(脱灰標本)
ヒトでは，硬膜と軟膜の間にくも膜の薄層を区別するが，マウスでは見あたらない。

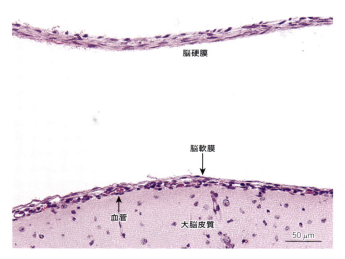

図J 脳軟膜(脱灰標本)
軟膜は血管に富む疎性結合組織からなる。軟膜を構成する線維芽細胞様細胞を軟膜細胞という。

54. 脳室周囲器官群など

55. 脊髄

脊髄は長い円柱状の構造体で，胎生期の神経管の基本構造を保っている。頸髄と腰髄レベルでニューロン数が増加するため，これらの部位は頸膨大と腰膨大となって太くなっている。中心管のまわりに灰白質，その外がわに有髄神経が走る白質が位置するという一定の構造をもつ点では，わかりやすい。

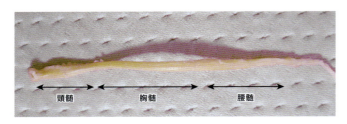

図A 脊髄の全景
頸髄と胸髄の間は細く，かつ曲がっている。

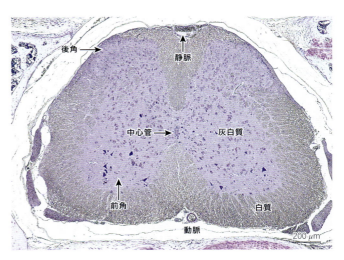

図B 脊髄（トルイジンブルー染色，脱灰・パラフィン切片）
脊髄では外がわに白質，内がわに灰白質がある。

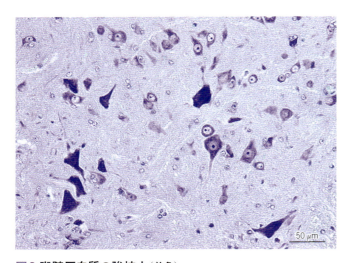

図C 脊髄灰白質の強拡大（前角）
図Bの一部拡大である。大型のニューロンが脊髄灰白質の前角に集まる。

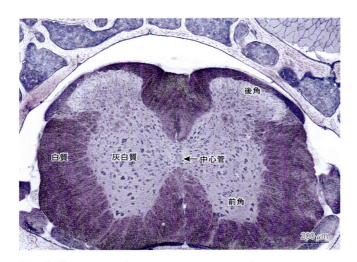

図D 脊髄（トルイジンブルー染色，脱灰・凍結切片）
凍結切片のためか，この標本では白質と灰白質の区別がつきやすい。灰白質はH型をしている。

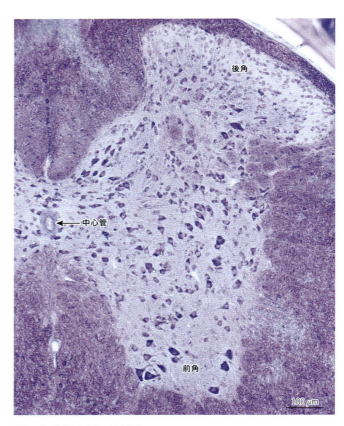

図E 脊髄灰白質の弱拡大
図Dの一部拡大である。灰白質には大小の神経細胞体があるが，前角には大型のニューロンが多く，それらは運動ニューロンである。人体解剖学では，前角・後角とよぶが，動物では腹角・背角ということもある。

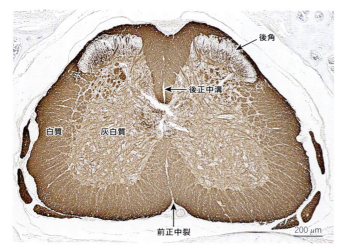

図F 脊髄（MBPの免疫染色，脱灰・パラフィン切片）
MBP（myelin basic protein）抗体（→144頁参照）で有髄神経線維が焦げ茶色に染まっている。神経線維の走向がよくわかる。

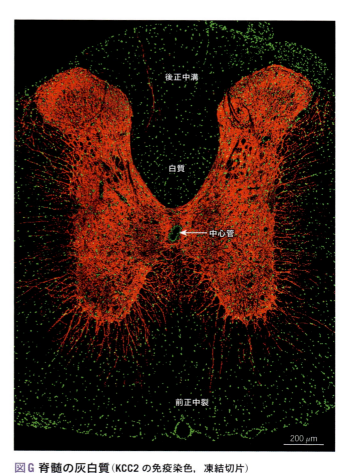

図G 脊髄の灰白質（KCC2の免疫染色，凍結切片）
KCC2（神経細胞特異的K-Cl共役担体）抗体で灰白質の全体が選択的に赤色に染まっている（→抗体は144頁参照）。

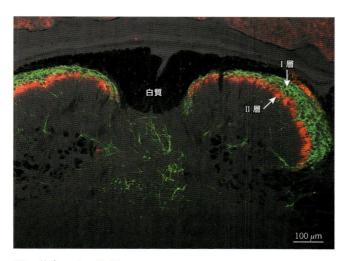

図H 後角のⅠ，Ⅱ層（IB$_4$とCGRPの免疫染色，脱灰・凍結切片）
後角のⅠ層（縁帯）にCGRP線維（緑色）が，Ⅱ層（膠様質）にIB$_4$陽性線維（赤色）が後根神経節から投射する（→抗体は145，144頁参照）。

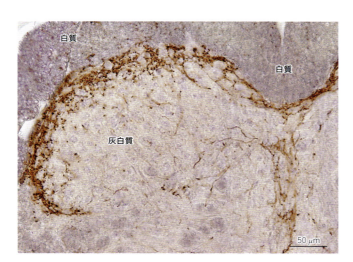

図I 後角Ⅰ層のCGRP線維（免疫染色，脱灰・凍結切片）
後根神経節から脊髄に投射する軸索のうち痛みを伝える線維はCGRPとサブスタンスPを含み，主として後角のⅠ層（縁帯）に投射する。

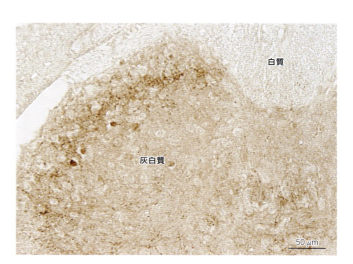

図J 後角のCCK線維（免疫染色，脱灰・凍結切片）
CCKニューロンはⅡ層に投射し，抗侵害受容性の機構を阻害する，つまりオピオイドの放出を抑制し，痛みを和らげる機構を阻害するといわれる。

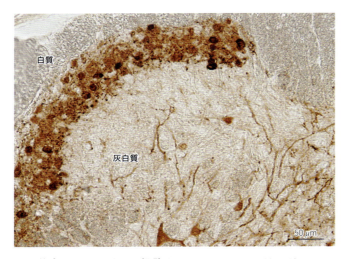

図K 後角のカルレチニン細胞（免疫染色，脱灰・凍結切片）
ⅠおよびⅡ層の小型のニューロンにCa結合蛋白であるカルレチニンが発現している（→抗体は144頁参照）。

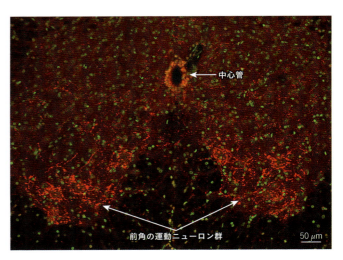

図L コリン作動性神経の終末（CHT1の免疫染色，脱灰・凍結切片）
コリン作動性神経の終末が前角の運動ニューロンの細胞体に密に分布する。choline transporter 1（CHT1）に対する抗体（→144頁参照）で脊髄を染色した。

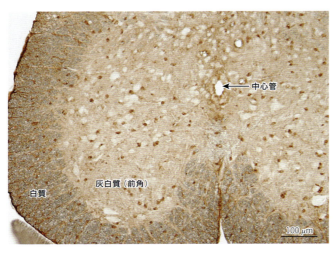

図M 脊髄の星状膠細胞（3-PGDHの免疫染色，脱灰・凍結切片）
3-PGDH陽性の星状膠細胞は灰白質と白質にはほぼ均等に分布する（→抗体は144頁参照）。

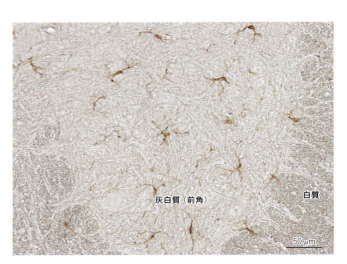

図N 脊髄の小膠細胞（Iba1の免疫染色，脱灰・凍結切片）
小膠細胞も灰白質では均等に分布する（→抗体は144頁参照）。

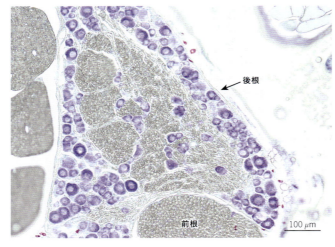

図O 脊柱管の中の後根神経節と前根
（トルイジンブルー染色，脱灰・凍結切片）
後根には青色に染まった神経節細胞が多数みられる。

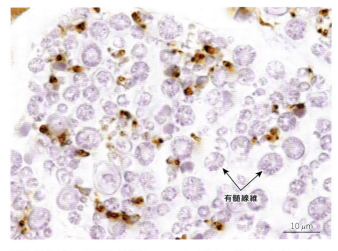

図P 後根中のCGRP神経（CGRPの免疫染色，脱灰・凍結切片）
痛みを伝える神経のうち無髄線維はC fiberとよばれ，ペプチド性の信号物質であるCGRPとサブスタンスPを含む。有髄線維に混じってCGRP陽性の感覚線維（焦げ茶色）が観察される。

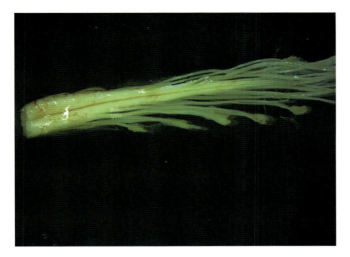

図Q 馬尾の全景（腹側から）
腰髄から仙髄に向かうにつれ脊髄は細くなり，かわりに神経束（前根と後根）が放散する。この部位を馬尾という。

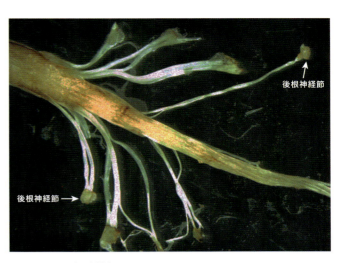

図R 馬尾の脊髄神経（腹側から）
馬尾の脊髄神経をほぐしたもの。2本ずつ対になっており，そのうち後根に後根神経節がついている。

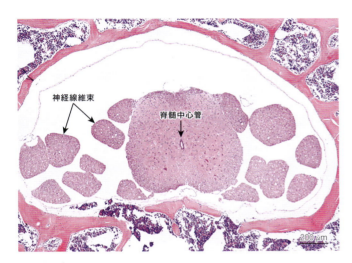

図S 腰髄（横断，脱灰標本）
腰髄と仙髄の移行部に近い部位。脊髄の周囲に多数の神経線維束が配列する。

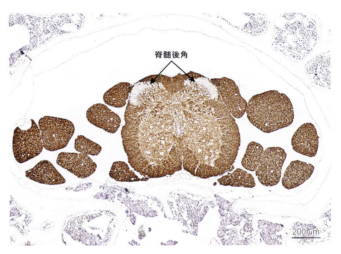

図T 腰髄（横断，MBPの免疫染色）
図Sの隣接切片である。有髄神経線維が焦げ茶色に染まっている。

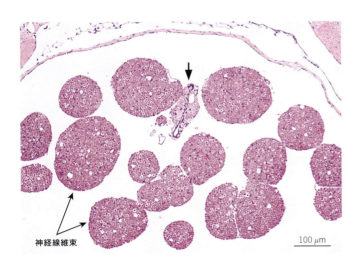

図U 仙髄の末端部（横断，脱灰標本）
この部位では，脊髄の本体は痕跡的になっている（矢印）。

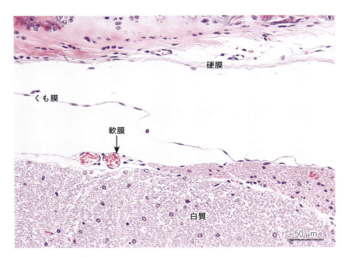

図V 脊髄の髄膜（脱灰標本）
脳ではくも膜が区別できなかったが，脊髄では外がわから硬膜，くも膜，軟膜を区別できる。

56. 感覚性神経節

体性感覚ニューロンのつくる神経節が三叉神経節と脊髄神経節（後根神経節）である。これらのニューロンは細胞体からただ1本の突起を伸ばした特異な形を示すが，その先が2本に分岐し，一方は軸索として脳または脊髄に入り，もう一方は樹状突起として末梢に向かう。このため，偽単極性 pseudounipolar のニューロンに分類される。また，神経節に見られる神経線維の大半は，有髄神経である。

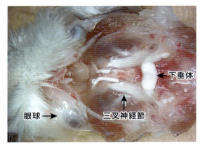

脳を取り出し，脳底部をみたもの。

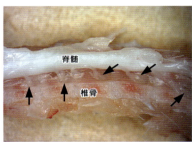

胸髄を剖出し，後根神経節（矢印）をみたもの。後根神経節の採取の際は，眼科剪刀で椎骨を縦方向に切断する。脊髄を少し持ち上げれば，後根と後根神経節がみえてくる。

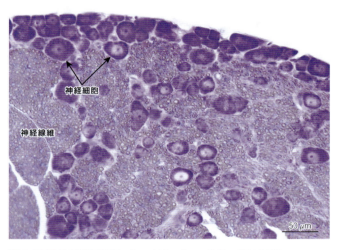

図A 三叉神経節（横断，トルイジンブルー染色，凍結切片）
三叉神経節では神経細胞体が有髄神経線維束の中で分散する傾向が強いが，周辺部により多く集まっている。細胞体のサイズはさまざまで，大中小の3型に分けられる。

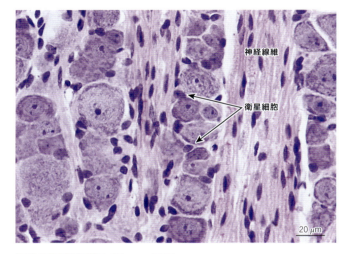

図B 三叉神経節（パラフィン切片）
神経細胞体の周辺にある小型の細胞は衛星細胞（外套細胞）で，神経線維の中にある細長い核はシュワン細胞のものである。

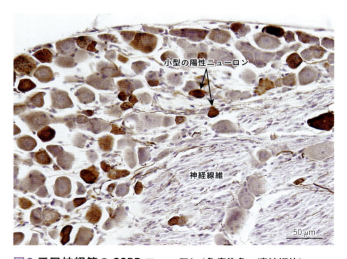

図C 三叉神経節のCGRPニューロン（免疫染色，凍結切片）
CGRPは小型以外に中型のニューロンにも発現している。小型ニューロンは痛覚受容，大型は痛覚以外の感覚受容を担当しているとされる。

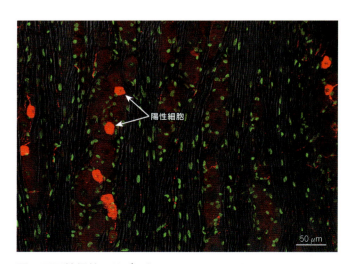

図D 三叉神経節のサブスタンスPニューロン（免疫染色，凍結切片）
有髄神経束の間に存在する細胞体の一部，小型のニューロンがサブスタンスPを含有している。すべての細胞の核は緑色に染めてある。

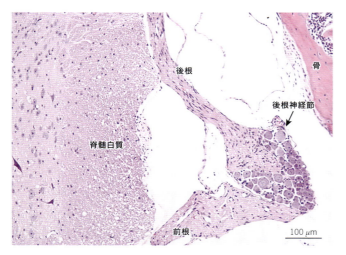

図E 前根と後根（脱灰標本）
脊髄前角からの前根と後角からの後根が脊柱管の中で合わさり椎間孔から出ていく。

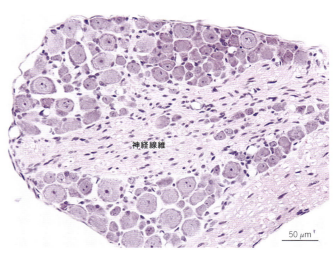

図F 後根神経節
後根神経節は大きさの異なるニューロンからできていることがわかる。痛み，機械刺激，温度感覚，かゆみなどさまざまな感覚を受容する。

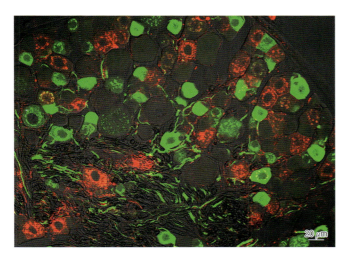

図G 後根神経節のCGRPとIB$_4$（免疫染色，凍結切片）
CGRP（緑色）は小型および中型のニューロンに含まれ，レクチンであるIB$_4$（赤色）は中型のニューロンを標識する。

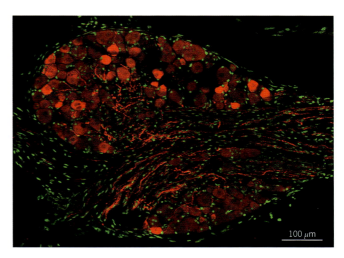

図H 後根神経節のサブスタンスPニューロン（免疫染色，凍結切片）
小型および中型の細胞がサブスタンスPを含んでおり，細胞体全体の約20％を占める。そこから伸びる樹状突起も軸索もサブスタンスPを含む。軸索は図Ⅰのように脊髄後角の表層に投射するが，樹状突起は皮膚や内臓などさまざまな部位に分布する。

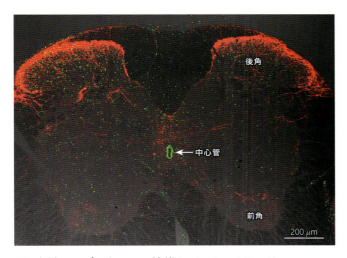

図Ⅰ 脊髄のサブスタンスP線維（免疫染色，凍結切片）
後根を介して，サブスタンスP線維は主として脊髄後角のⅠ，Ⅱ層に終わる。末梢からの痛覚（侵害受容）を中枢に伝える。

56．感覚性神経節

付録

I. 本書で使用した代表的な抗体

　以下に本書で用いた市販抗体のなかから，推奨できる抗体（マウスの組織を染める場合）を列挙する。市販の複数の抗体をとりよせて厳密に比較したわけではないので，ここで挙げたものよりも良好な抗体があることは当然である。また，ロットが違うと染色性に差が生じる場合があるので，保証できるというわけではないことは断っておく。

注1：ニットーボーメディカル株式会社から販売している抗体の品番などについては，ニットーボーメディカル株式会社のWebサイト（https://nittobo-nmd.co.jp/reagents/product_list.html）を参照のこと。
注2：矢内原研究所 Yanaihara Institute（静岡県）の抗体は，通常は代理店を通じて注文するが，急ぎの場合は直接の注文も受けつけている。
注3：Zymed Lab と AbD Serotec/MorphoSys UL Ltd の抗体の品番は購入当時のものである。両者の製品は，現在はそれぞれ ThermoFisher Scientific 社と Bio-Rad 社で販売されている。
注4：使用した蛍光色素標識二次抗体は，Jackson ImmunoResearch 社か invitrogen 社のもの，ABC法のキットはニチレイバイオサイエンス（ヒストファイン）か Vector Lab（VECTASTAIN®）のものを用いた。

特定の細胞の同定

抗体名	メーカー	品番	特徴
B220/CD45R（clone：RA3-6B2）	Abcam	ab64100	Bリンパ球のマーカー
cathepsin D	R&D Systems	AF1029	マクロファージの染色にはライソゾーム酵素であるカテプシンDは便利で，パラフィン切片でも染まる
CD26/DPP IV	R&D Systems	AF954	線維芽細胞のマーカー
CD31（clone：MEC13.3）	BD Pharmingen™	550274	血管内皮のマーカーとして頻用される。凍結切片でないと染まらない
CD36/SR-B3	R&D Systems	AF2519	脂肪酸の受容体（スカベンジャーレセプター）で，血管内皮のほかマクロファージ，脂肪細胞，褐色脂肪細胞も染まる
c-kit（SCF receptor）/CD117	R&D Systems	AF1356	幹細胞因子 stem cell factor（SCF）の受容体で未分化白血球に発現しているが，肥満細胞とカハールの介在細胞が強く染まる
F4/80（clone：BM8）	BioLegend	123101/123102	マクロファージのマーカーとして頻用されるが，凍結切片が必要である
galectin-3	R&D Systems	AF1197	さまざまな細胞に発現するが，マクロファージの染色（クッパー細胞など）に向いている。パラフィン切片でも染まる
α-gustducin（GNAT3）	OriGene	TA316793	味細胞のほか，気道の感覚細胞も染まる
LYVE-1	AngioBio	11-034	リンパ管のマーカーとして優れている。リンパ管以外に，一部の血管内皮やマクロファージも陽性に染まる
NG2	Chemicon®	AB5320	コンドロイチン硫酸プロテオグリカンの一種で周皮細胞を染める
MHC class II（clone：M5/114.15.2）	eBioscience™	14-5321-81	樹状細胞のマーカー
OMP（olfactory marker protein）	Sigma-Aldrich	O7889	嗅細胞や嗅神経の染色に有効
PNAd（peripheral node addressin）（clone：MECA-79）	Merck	MABF2050	高内皮細静脈を染める抗体はいくつかあるが，これもそのひとつ
PNMT（phenylethanolamine N-methyltransferase）			アミン-N-メチル基転移酵素のことで，ノルアドレナリンをアドレナリンに変換する

細胞外基質（ECM），細胞内線維，接着装置

抗体名	メーカー	品番	特徴
collagen IV	Abcam	ab19808	基底膜の染色
connexin 43/GJA1	Abcam	ab11370	コネキシンはギャップ結合の構成蛋白質のひとつで，サブタイプは細胞によって特異性がある
desmin	Thermo Fisher	PA5-16705	筋細胞に豊富な中間径フィラメント。パラフィン切片でもよく染まる
integrin β1/CD29（clone：265917）	R＆D Systems	MAB2405	基底膜の染色
laminin	Abcam	ab11575	基底膜の染色
α-SMA（α-smooth muscle actin）（clone：1A4）	Sigma-Aldrich	A2547	平滑筋や筋線維芽細胞の染色に利用される。ブアン固定のパラフィン切片で最も染色性がよい
ZO-1	Thermo Fisher	61-7300	タイト結合の染色に用いられる。未固定凍結切片を軽く固定するのがよい

神経系

抗体名	メーカー	品番	特徴
aldolase C/Zebrin II	ニットーボーメディカル株式会社[注1]		グリア特異蛋白（星状膠細胞，シュワン細胞など）
calbindin/CB-$_{28kD}$	ニットーボーメディカル株式会社[注1]		Ca結合蛋白：小脳プルキンエ細胞，ネフロンの染色に用いられる
calretinin	ニットーボーメディカル株式会社[注1]		Ca結合蛋白
CHT1/ChT1（high-affinity choline transporter-1）	ニットーボーメディカル株式会社[注1]		コリン作動性神経を染めるが，軸索，とくに終末が強く染まる
DAT（plasmalemmal dopamine transporter）	ニットーボーメディカル株式会社[注1]		ドパミン作動性神経のマーカー
GFAP	コスモバイオ（SHIMA Laboratories）	SML-ROI003	グリア特異蛋白（星状膠細胞，シュワン細胞など）
IB$_4$（Isolectin B$_4$）/BSI-B$_4$	Vector Lab	B-1205	*Griffonia (Bandeiraea) simplicifolia* lectin Iのことであり，ビオチン化されている（抗体ではない）。α-ガラクトース残基に特異的なレクチンでさまざまな細胞を認識するのに使われる。ほかに，蛍光色素で標識したものも販売されている
	Sigma-Aldrich	L2140	
Iba1/Aif1（ionized calcium-binding adapter molecule 1）	富士フイルム和光純薬	019-19741	ミクログリア特異抗体
KCC2（type-2 K$^+$/Cl$^-$ cotransporter）	ニットーボーメディカル株式会社[注1]		ニューロンに特異的なK$^+$/Cl$^-$共輸送体である膜蛋白質
	Merck	07-432	
MAP2（microtubule-associated protein-2）	ニットーボーメディカル株式会社[注1]		ニューロンの細胞体と樹状突起を染める
MBP（myelin basic protein）	abcam	ab40390	有髄神経の染色に用いる
MLC2（phospho-myosin light chain 2）	Cell Signaling	3674	平滑筋など筋細胞にも発現するが，末梢神経ではランヴィエ絞輪を特異的に染める
3-PGDH（3-phosphoglycerate dehydrogenase）	ニットーボーメディカル株式会社[注1]		セリン合成酵素であるが，グリア特異蛋白（星状膠細胞，シュワン細胞など）でもある

（↗）

抗体名	メーカー	品番	特徴
protein gene product (PGP) 9.5	Ultraclone	RA-95101	神経系とくに末梢神経系のマーカーとして定評がある。神経線維のはしばしまで染めたいときは凍結切片が適している
parvalbumin (PV)	ニットーボーメディカル株式会社[注1]		Ca結合蛋白
S100β (74-92)	Yanaihara Institute[注2]	YP081	グリア特異蛋白（星状膠細胞, シュワン細胞など）
tyrosine hydroxylase (TH)			アドレナリン, ドパミン作動性神経やアミン産生内分泌細胞を染めるのに適している
VAChT/VAT (vesicular acetylcholine transporter)	ニットーボーメディカル株式会社[注1]		コリン作動性神経を染めるが, 神経線維や終末を染めるのに適している

ホルモン関係

抗体名	メーカー	品番	特徴
ACTH (adrenocorticotropic hormone)	Yanaihara Institute[注2]	Y350	
AgRP (agouti-related protein)	Phoenix Pharmaceuticals	H-003-57	食欲調節ペプチド
ANP (atrial natriuretic peptide)	Yanaihara Institute[注2]	Y330	
CCK-8 (cholecystokinin)	Sigma-Aldrich	C2581	
CCKA receptor (CCK1 receptor)	ニットーボーメディカル株式会社[注1]		
CGA (chromogranin A) (359-389) / pancreastatin	Yanaihara Institute[注2]	Y090	多くの内分泌細胞に共通する担体タンパクで分泌顆粒に含まれる。さまざまな部位（フラグメント）に対する抗体が販売されている。Y090はpancreastatin (33-51)に対する抗体
CGRP (calcitonin gene-related peptide)	ニットーボーメディカル株式会社[注1]		
D2R (dopamin receptor-2)	ニットーボーメディカル株式会社[注1]		D1R (dopamin receptor-1)も同じメーカーから発売されている
GH (human growth hormone)	Zymed Lab[注3]	51181985	
GLP-1 (glucagon-like peptide-1) (7-36)	Yanaihara Institute[注2]	Y320	
glucagon	Zymed Lab[注3]	18-0064	
GRP (gastrin-releasing peptide)	Yanaihara Institute[注2]	Y160	
insulin	Zymed Lab[注3]	18-0067	
α-MSH (α-melanocyte-stimulating hormone)	Peninsula Lab	T-4434	
NPY (neuropeptide Y) (1-19)	Yanaihara Institute[注2]	Y060	
orexin A	Yanaihara Institute[注2]	Y450	
prolactin	AbD Serotec/MorphoSys UL Ltd[注3]	7770-2949	
prorenin (265-294)	Yanaihara Institute[注2]	Y191	
serotonin	Abcam	ab66047	
somatostatin	Progen	17322	
substance P	Yanaihara Institute[注2]	Y150	
vasopressin	Chemicon® (Merck)	AB1565	
VIP (vasoactive intestinal polypeptide)	Yanaihara Institute[注2]	Y010	

トランスポーター，チャネル関係

抗体名	メーカー	品番	特徴
CLC-K (CLC-K2/CLC-Ka)	Alomone Labs	ACL-004	ヘンレループなどネフロンの部位同定に適している
GLUT1 (glucose transporter 1)/Slc2a1	ニットーボーメディカル株式会社[注1]		栄養素であるグルコースを取りこむ際に，濃度依存性に作用する。GLUT1の代表的なケースとして，脳の血液脳関門である血管内皮に発現する
GLUT3/Slc2a3	ニットーボーメディカル株式会社[注1]		ニューロンや生殖細胞で発現する
MCT1 (monocarboxylate transporter-1)/Slc16a1	ニットーボーメディカル株式会社[注1]		モノカルボン酸（酢酸，乳酸，ケトン体など）に特異的な細胞膜トランスポーター
MCT2/Slc16a7	ニットーボーメディカル株式会社[注1]		
MCT4/Slc16a3	ニットーボーメディカル株式会社[注1]		

その他

抗体名	メーカー	品番	特徴
ADRP (adipose differentiation-related protein)	Progen	GP40	perilipin 2, adipophilinともいう
AQP-2 (aquaporin)	Santa Cruz	sc-9882（同一品番は販売中止）	
biotinylated tomato lectin	Vector Lab	B-1175	抗体ではないが，FITCまたはビオチン標識トマトレクチンを生体投与すると，血管内皮を特異的に検出できる
FITC labeled tomato lectin	Vector Lab	FL-1171	
Sox9	Chemicon® (Merck)	AB5535	転写因子の一種。軟骨細胞や腸管陰窩上皮細胞のほか，セルトリ細胞にも発現する
V-ATPase	GeneTex	GTX119155	vacuolar type proton ATPaseのことで，腎臓のA型介在細胞を染める

掲載している抗体情報は，本書発行当時のものである。その後，販売中止となったり，品番が変更となったりしている抗体もあるため，使用の際は注意されたい。

II. 染色の手順

よく使う染色法や関連するコツのいくつかを具体的に紹介する。詳細は専門書を参照。

A. ヘマトキシリン-エオジン（HE）染色

プロトコール

1. 蒸留水に通した後，ヘマトキシリン染色液[*1]に10分ほど漬ける。

2. 水道水で色出しを行う（5〜10分ほど）。
   最初は赤紫であるが，次第に青に変わる。色出し後，核だけが青く染まっていることを確認してから，次のステップに移る。

3. 蒸留水に軽く漬けてから，エオジン液に10分ほど漬ける。

4. エタノール系列で脱水[*2]。
   90%エタノール→95%→100% I →100% II →100% III の順番[*3]。

5. キシレンを経て封入。

*1: ヘマトキシリンにはさまざまな処方があるが，カラッチ Carrazzi のヘマトキシリン（市販されている）が最もよい。

*2: この系列はエオジン専用のものを用いる。エオジンは水溶性の色素なので，この間に濃度の低いエタノールで色を落とし，適度な濃さにする。

*3: エオジン染色後は，水による色落ちが甚だしい場合，90%あるいは95%エタノールから始めたほうがよい。また，90%ないし95%での分別にも心がける。分別の目安は，平滑筋と膠原線維の色の差が出ることである。

B. PAS（periodic acid Schiff）染色

糖，糖蛋白，粘液多糖類の染色法であり，細胞の同定にも有用である。
固定はホルマリン液，カルノア Carnoy 液，ブアン Bouin 液など。

準備

- 0.5% periodic acid（用時作製）

過ヨウ素酸 $HIO_4 \cdot 2H_2O$（H_5IO_6：オルト過ヨウ素酸ともいう）	0.594 g
蒸留水	
全量	100 mL

- SO_2 洗浄液（用時作製）

10%亜硫酸水素ナトリウム $NaHSO_3$	10 mL
1N HCl[*1]	10 mL
蒸留水	200 mL
全量	220 mL

*1: 1N HCl も市販のものを使うのがよい。

プロトコール

1. 水洗→蒸留水に通したのち，0.5% periodic acid に5分漬ける。

2. 流水水洗（5分）→蒸留水ですすぐ。

3. シッフ試薬[*2] に15分漬けたのち，直接 SO_2 洗浄液 I → II → III（各2分ずつ）。

4. 流水水洗→蒸留水に5分漬ける。

5. ヘマトキシリンで核染（5分）→水で色出しを行う。

6. 脱水，封入。

*2: シッフ Schiff 試薬は自分でつくるのもよし，購入するのもよい（例えば，富士フイルム和光純薬）。

● ライトグリーン液

ライトグリーン	1 g
0.25％酢酸水	100 mL
全量	100 mL

プロトコール

1. スライドグラス上で，縁の脂肪を持って針やピンセットで軽く引き伸ばす。

2. 乾燥（この間に周辺の脂肪をカミソリで切り落とす）。

3. 10％ホルマリン液で10〜15分固定する。

4. 流水水洗→蒸留水ですすぐ。

5. 1％レゾルシンフクシン液に60〜90分漬ける。

6. 流水水洗→蒸留水ですすぐ。

7. フクシンポンソー液に10分漬ける。

8. 0.25％酢酸水の液中で1〜2回揺り動かす。

9. 3％リンタングステン酸液で15〜20分媒染する[*2]。

10. 1％ライトグリーン液に2〜3分漬ける。

11. 0.25％酢酸水の液中で1〜2回揺り動かす。

12. 脱水。
    95％アルコール→100％Ⅰ→100％Ⅱ→100％Ⅲ の順番。

13. キシレンを経て封入[*3]。

＊2：媒染とは，染色前にある薬剤に漬けて染色されやすくする工程である。

＊3：封入前に，カミソリで縁の部分を切り落とし，カバーガラスが浮かないようにする。

F. 免疫組織化学の染色上のコツ

抗体はできる限り希釈して用いたほうが，経済的であるし，非特異反応が軽減されてよい。データシートの希釈率を参考にするが，その抗体を初めて使う際には希釈率を変えて，自分で適正な希釈率をみつけるべきである。

抗体の保存は，4℃で保存するのもよいが，長期間に及ぶ場合は，分注して凍結すべきである。ただし，蛋白量が低いときは凍結により抗体が失活する場合がある。そのため，BSA（ウシ血清アルブミン）や正常血清を加えて蛋白含有量を増やすことが必要である。

非特異反応の軽減には，まず正常血清や専用のブロッキング試薬を用いたブロッキングを検討するが，抗体の性質や希釈率に左右されることは当然である。抗体を希釈していくと背景（バックグラウンド）が低下し，特異反応が残ることが多い。

G. 抗原の賦活化

　固定液に長時間浸漬されていた組織のパラフィン切片を免疫染色に使う場合，抗原がマスクされ，抗体の結合が妨げられる場合がある。そのような場合は，抗原の賦活化を行い，抗原の抗体結合部位を露出させることで，染色性が向上する場合がある。0.01 M クエン酸バッファーに脱パラフィンした切片をつけて加熱処理あるいは加熱＋加圧処理を行うが，オートクレーブ，電子レンジ，蒸し器，圧力釜あるいは専用の機器(たとえば Decloaking Chamber NxGen™，バイオケアメディカル社)を使う。また，ペプシン，トリプシン，プロテアーゼ K などの蛋白質分解酵素で処理する場合もある。凍結切片ではこの操作は必要ない。

準備

● 0.1 M クエン酸バッファー (pH6.0，使用時は 10 倍希釈)

クエン酸一水和物(Sigma #C-7129) $C_3H_4(OH)(COOH)_3 \cdot H_2O$(分子量：210.14)

	21.014 g
NaOH	5 g
1N NaOH	適量
蒸留水	900 mL
全量	1000 mL

1. 900 mL の蒸留水にクエン酸一水和物を溶解する。
2. 5 g の NaOH を加える。
3. 1N NaOH を加えて pH6.0 にする。
4. 全量を 1,000 mL にメスアップする。
5. 使用時は蒸留水で 10 倍希釈する。

H. *in situ* hybridization 法

　in situ hybridization(ISH)法には大きく分けて，cDNA と cRNA プローブを用いる方法がある。プローブの標識ではアイソトープを用いるか蛍光色素(FITC など)，ビオチン，ジゴキシゲニン(DIG；動物には存在しない，植物由来のステロイド化合物)が使われている。それぞれ長所，短所があり，目的に応じて使い分けるのが重要である。

cDNA プローブを用いる方法

　プローブ(40〜60 塩基)の合成は，受託するメーカーが複数あるので用途に応じて選択する。通常は terminal deoxynucleotidyl transferase (TdT)を用い，DNA の 3′ 端にアイソトープ(^{35}S や ^{33}P など)を結合させて用いる。

　ハイブリダイズ後は洗浄して，X 線フィルムに密着させるか，乳剤につけてオートラジオグラフを行う。レポーター分子がプローブの 1 か所にしかないため，感度は落ちるが，定量性がある。

　最近では，蛍光色素で標識したプローブを 10 種類以上混合して使い(プローブは外注できる)，感度を上げる方法もある。

cRNA プローブを用いる方法

　500〜1,000 塩基からなる cRNA プローブは *in vitro* 転写により合成できる。cRNA 合成の際に標識したウラシルを用いることで転写された RNA のすべてのウラシルに標識が取り込まれるので，検出感度はよくなる。細胞の同定がしやすいという長所があるが，再現性や定量性がよくないという短所がある。

両方法に共通して，ハイブリダイズの温度，溶液の塩濃度，プローブの GC 比などが染色性に影響する。脳の *in situ* hybridization に関しては，多数のデータが Web サイトで公開されているので，参考になる。

I. 肺の標本のつくり方

肺は空気を含んでいるので，通常の処理は難しい。そこで，固定時から空気を除去する必要がある。肺の組織片を注射器に入れて固定液で満たし，陰圧にすることを繰り返せば，固定液中に沈むようになる。また，肺を膨らませるには，固定液を気管から注入した後に結紮して浸潤固定すればよい。

J. 坐骨神経のオスミウム固定（髄鞘の観察法）

プロトコール

1. 1％四酸化オスミウム OsO_4 水溶液で新鮮な坐骨神経を浸潤固定する（2〜5 時間）。

2. 常法どおりパラフィン包埋し，横断切片を作成する。

3. 0.1％クレシルバイオレット水溶液[*1] に 3〜5 分漬ける。

4. 酢酸エタノールに 1〜2 分漬けて分別する（95％エタノールに酢酸を 3 滴程度たらす）。しかし，分別しすぎないように注意。

5. 脱水。
   95％エタノール I → 95％ II → 100％ の順番。

6. キシレンを経て封入。

[*1]：細胞の核をヘマトキシリンかクレシルバイオレットで染める。クレシルバイオレットはシュワン細胞の細胞質が染まる点が難であるが，適切な分別を行えば，色はヘマトキシリンよりも鮮やかである。

K. 血液塗抹標本のギムザ染色

プロトコール

1. スライドグラスに血液を半滴とって，スライドグラスかカバーグラスで塗り広げる。

2. ウチワなどで手早く乾燥させる。

3. メイーグリュンヴァルト May-Grünwald 原液[*1] で 5 分染色する。

4. 0.1 M リン酸緩衝液で軽く洗う→蒸留水ですばやく洗う。

5. 5％ギムザ液[*1] で 30 分染色する。

6. 蒸留水ですばやく洗い，水を切ってすぐ乾燥させる。

7. 直接カナダバルサムで封入。

[*1]：両染色液とも市販のものを使う。染色バットを使って染めるのがよい。

L. 動脈の弾性線維，弾性板の染色（レゾルシンフクシン染色）

ワイゲルト Weigert の弾性染色ともよばれる。

プロトコール

1. 1%レゾルシンフクシン液[*1]に60〜90分漬ける。

2. 流水→蒸留水ですすぐ。

3. エタノール脱水，封入。

対比染色

3通りの染色法がある。

- ケルネヒトロート(ヌクレアファストレッド)で核を赤く，それ以外をピンク色に染める[*2]。
- ヘマトキシリンで核を青紫色に染める。
- ライトグリーンで膠原線維を黄緑色に染める。

*1：作成後に濾過する．

*2：70〜80%エタノールで色落ちの傾向あり。

参考文献

1) Abe K, Takano H, Ito T：Ultrastructure of the mouse epididymal duct with special reference to the regional differences of the principal cells. Arch Histol Jpn 46：51–68, 1983
2) Brown D, Lui B, Gluck S, et al.：A plasma membrane proton ATPase in specialized cells of rat epididymis. Am J Physiol 263：C913–C916, 1992
3) Chen C, Maekawa M, Yamatoya K, et al.：Interaction between basigin and monocarboxylate transporter 2 in the mouse testes and spermatozoa. Asian J Androl 18：600–606, 2016
4) Duverger O, Morasso MI：Epidermal patterning and induction of different hair types during mouse embryonic development. Birth Defects Res C Embryo Today 87：263–272, 2009
5) Hisamoto M, Goto M, Muto M, et al.：A systematic analysis for localization of predominant growth factors and their receptors involved in murine tooth germ differentiation using *in situ* hybridization technique. Biomed Res 36：205–217, 2015
6) Ishikawa H, Naito T, Iwanaga T, et al.：Curriculum vitae of intestinal intra-epithelial T cells：their developmental and behavioral characteristics. Immunol Rev 215：154–165, 2007
7) Iwanaga T, Takebe K, Kato I, et al.：Cellular expression of monocarboxylate transporters (MCT) in the digestive tract of the mouse, rat, and humans, with special reference to slc5a8. Biomed Res 27：243–254, 2006
8) Iwanaga T, Kuchiiwa T, Saito M：Histochemical demonstration of monocarboxylate transporters in mouse brown adipose tissue. Biomed Res 30：217–225, 2009
9) Iwanaga T, Hozumi Y, Takahashi-Iwanaga H：Immunohistohemical demonstration of dopamine receptor D2R in the primary cilia of the mouse pituitary gland. Biomed Res 32：225–235, 2011
10) Kimura S, Kishimoto A, Mutoh M, et al.：GP2-expressing cells in the conjunctiva and tear ducts of mice：identification of a novel type of cells in the squamous stratified epithelium. Biomed Res 36：263–272, 2015
11) Kimura S, Yamakami-Kimura M, Obata Y, et al.：Visualization of the entire differentiation process of murine M cells：suppression of their maturation in cecal patches. Mucosal Immunol 8：650–660, 2015
12) Kishimoto A, Ishiguro-Oonuma T, Takahashi R, et al.：Immunohistochemical localization of GLUT3, MCT1, and MCT2 in the testes of mice and rats：the use of different energy sources in spermatogenesis. Biomed Res 36：225–234, 2015
13) Kishimoto A, Takahashi-Iwanaga H, Watanabe M, et al.：Differential expression of endothelial nutrient transporters (MCT1 and GLUT1) in the developing eyes of mice. Exp Eye Res 153：170–177, 2016
14) Konno K, Takahashi-Iwanaga H, Uchigashima M, et al.：Cellular and subcellular localization of cholecystokinin (CCK)-1 receptors in the pancreas, gallbladder, and stomach of mice. Histochem Cell Biol 143：301–312, 2015
15) 小坂俊夫, 小坂克子：嗅覚一次中枢主嗅球のニューロン構成再考. 福岡医誌

106：1-15, 2015

16) Kriz W, Koepsell H：The structural organization of the mouse kidney. Z Anat Entwicklungsgesch 144：137-163, 1974

17) Kuchiiwa T, Nio-Kobayashi J, Takahashi-Iwanaga H, et al.：Cellular expression of monocarboxylate transporters in the female reproductive organ of mice：implications for the genital lactate shuttle. Histochem Cell Biol 135：351-360, 2011

18) Lee S, Eguchi A, Tsuzuki S, et al.：Expression of CD36 by olfactory receptor cells and its abundance on the epithelial surface in mice. PLoS One 10：e0133412, 2015

19) Mueller-Hoecker J, Beitinger F, Fernandez B, et al.：Of rodents and humans：a light microscopic and ultrastructural study on cardiomyocytes in pulmonary veins. Int J Med Sci 5：152-158, 2008

20) Müller-Röver S, Handjiski B, van der Veen C, et al.：A comprehensive guide for the accurate classification of murine hair follicles in distinct hair cycle stages. J Invest Dermatol 117：3-15, 2001

21) Nagai A, Takebe K, Nio-Kobayashi J, et al.：Cellular expression of the monocarboxylate transporter (MCT) family in the placenta of mice. Placenta 31：126-133, 2010

22) Nakata H, Wakayama T, Sonomura T, et al.：Three-dimensional structure of seminiferous tubules in the adult mouse. J Anat 227：686-694, 2015

23) 高野広子：マウス精巣上体の定性ならびに定量組織学的研究．解剖誌 55：573-587, 1980

24) Takebe K, Nio-Kobayashi J, Takahashi-Iwanaga H, et al.：Histochemical demonstration of a monocarboxylate transporter in the mouse perineurium with special reference to GLUT1. Biomed Res 29：297-306, 2008

25) Takebe K, Nio-Kobayashi J, Takahashi-Iwanaga H, et al.：Cellular expression of a monocarboxylate transporter (MCT1) in the mammary gland and sebaceous gland of mice. Histochem Cell Biol 131：401-409, 2009

26) Teramae H, Yoshikawa T, Inoue R, et al.：The cellular expression of SMCT2 and its comparison with other transporters for monocarboxylates in the digestive tract. Biomed Res 31：239-249, 2010

27) Yanase H, Takebe K, Nio-Kobayashi J, et al.：Cellular expression of a sodium-dependent monocarboxylate transporter (Slc5a8) and the MCT family in the mouse kidney. Histochem Cell Biol 130：957-966, 2008

28) Yoshimura A, Yamaguchi T, Kawazato H, et al.：Immunohistochemistry and three-dimensional architecture of the intermediate filaments in Purkinje cells in mammalian hearts. Med Mol Morphol 47：233-239, 2014

29) Zheng M, Lee S, Tsuzuki S, et al.：Immunohistochemical localization of fatty acid transporters and MCT1 in the sebaceous glands of mouse skin. Biomed Res 37：265-270, 2016

索引

- 索引語を，和文索引ではアルファベットで始まる和文索引語のあと，カタカナ，ひらがな，漢字（1字めの読み）の順に，欧文索引では数字，アルファベットの順に配列した。読みが同じ漢字は画数の少ない順で配列している。
- 「──，」のあとの語句は，索引語の補足のために付している。

和文索引

A 細胞，副腎の …… 111
CCK 受容体 …… 61, 133
EC 細胞 …… 54
HE 染色 …… 2
M 細胞 …… 23
NA 細胞，副腎の …… 111
PAS 染色（PAS 反応）
 …… 28, 47, 50, 53, 79, 91, 101, 103, 117
S100 蛋白 …… 14, 37, 111, 123

あ

アズール顆粒 …… 4, 5
アドレナリン作動性神経 …… 15, 19, 27
アポトーシス …… 68, 97
アルドラーゼ C …… 99, 107
アロマターゼ …… 97
アンモン角 …… 127
間細胞，精巣の …… 87
足細胞 …… 78
味細胞 …… 41

い

インスリン …… 61
インスリン様成長因子（IGF）…… 45
伊東細胞 …… 59
胃腺 …… 50
移行上皮 …… 7, 82, 83
一次線毛 …… 107
陰茎海綿体 …… 92, 93

う，え

運動終板 …… 11
エチレンジアミン四酢酸（EDTA）…… 2
エナメル芽細胞 …… 43
エナメル器 …… 45
エナメル質 …… 43
エブネル腺 …… 40
エリスロポエチン …… 79
エンドセリン …… 30
衛星細胞 …… 14, 140
液胞型 ATPase …… 81, 89

お

オステオン …… 9
オレキシンニューロン …… 129

か

カハールの介在細胞 …… 55
カルシトニン …… 109
カルシトニン遺伝子関連ペプチド（CGRP）
 …… 51, 65, 81, 109, 117, 131, 137, 138, 140, 141
カルビンディン …… 79, 80, 118, 126, 132
カルレチニン細胞 …… 138
ガストデューシン …… 41, 73
ガストリン放出ペプチド（GRP）…… 51
ガレクチン 3 …… 59, 75, 82
かご細胞 …… 125, 133
蝸牛管 …… 114
顆粒管，顎下腺の …… 46, 47
顆粒細胞 …… 127
介在細胞，腎臓の …… 81
介在ニューロン …… 125, 126
介在板 …… 11, 28
介在部，顎下腺の …… 47
介在部，膵臓の …… 60
海馬 …… 127
海綿骨（海綿質）…… 9, 36
外根鞘 …… 66
外弾性膜，筋型動脈の …… 31
外リンパ …… 114
蓋膜 …… 115
角膜 …… 116, 117
角膜固有質 …… 116
角膜上皮 …… 116
褐色脂肪 …… 12
間質細胞，精巣の …… 87
還流（灌流）固定 …… 1
眼窩外涙腺 …… 46
眼窩内涙腺 …… 117
眼瞼 …… 116

き

キチナーゼ …… 51
ギムザ染色 …… 4
ギャップ結合 …… 37
希突起膠細胞 …… 122
基底樹状突起 …… 122
基底膜 …… 6
脚間核 …… 130
弓状核 …… 128, 129
球状帯 …… 110
嗅球 …… 126
嗅細胞 …… 73
胸管 …… 35
胸腺依存域 …… 21
強膜 …… 117
凝固腺 …… 90
棘，樹状突起の …… 122
筋型動脈 …… 31
筋間神経叢 …… 55
筋上皮細胞 …… 69

く

クッパー細胞 …… 59
クプラ …… 114
クラブ細胞 …… 75
クリプトパッチ …… 22
クロモグラニン …… 54, 110
グリア線維性酸性蛋白質（GFAP）…… 123
グルカゴン …… 61
グレリン細胞 …… 51
くも膜 …… 139

け

ケラチン …… 18
頸粘液細胞 …… 50
血管作動性腸管ポリペプチド（VIP）…… 55
血管条 …… 115
血管新生 …… 32, 119
血小板 …… 5
血小板由来成長因子 …… 45
結合部，胎盤の …… 102, 103
結膜 …… 116
腱 …… 7
瞼板腺 …… 116

こ

コネキシン 43 …… 37
コリンエステラーゼ …… 55
コリン作動性神経 …… 15, 27, 61, 130, 133, 138
コルチ器 …… 114, 115
コレシストキニン（CCK）…… 54, 61, 125, 137
ゴルジ鍍銀法 …… 58, 122
呼吸細気管支 …… 75
固有胃腺 …… 50
孤束核 …… 133
鼓室階 …… 114
交連下器官 …… 135
好塩基球 …… 5
好銀線維 …… 7
好酸球 …… 5
好中球 …… 4
抗原の賦活化 …… 1
後角 …… 136, 137
後根 …… 138, 141
後根神経節 …… 141
後葉細胞 …… 107
高内皮細静脈 …… 21
喉頭蓋 …… 48
膠原線維 …… 7
黒質 …… 130
骨芽細胞 …… 9
骨単位 …… 9
骨迷路 …… 114
骨格筋 …… 10
骨端板 …… 9, 36
棍毛 …… 64

さ

サーファクタント蛋白……75
サブスタンス P……73, 140, 141
ザンボニ液……1
細網細胞……37
細網線維……7, 12, 19, 59
最後野……133
杯細胞，結膜の……116, 117
杯細胞，直腸の……53
柵状神経終末……67
刷子縁，腎臓の……79
三叉神経節……140
酸ホスファターゼ……19

し

シュワン細胞……14
子宮腺……99
糸球体……78
糸球体傍細胞，嗅球の……126
糸球体傍細胞，腎臓の……79
糸状乳頭……40
刺激伝導系……26
指節細胞……115
脂腺……64, 65
脂肪摂取細胞……59
視床下部外側野……129
歯根膜……43
歯状回……127
歯小皮……42
耳石……114
茸状乳頭……40
室傍核……128
射精管……92
周皮細胞……33, 119
終板器官……134
終末細気管支……74
十二指腸腺……52
重層扁平上皮……6
絨毛迷路……102
瞬膜……116
鋤鼻器……72
小膠細胞……123, 138
小細胞性神経分泌系……128
小胞膜アセチルコリン輸送体……130, 133
小葉間静脈……58
小葉間胆管……58
小葉間導管……60
小葉内導管……60
硝子軟骨……8, 74
上衣細胞……123
上衣線維……123
上皮性細網細胞……18
静脈心臓……29
触毛……66
心筋線維……11
心房性ナトリウム利尿ペプチド(ANP)……27, 28
神経膠性血管周囲限界膜……123
神経周膜……15
神経分泌細胞……107
浸潤(浸漬)固定……1
深皮質……20

す

腎小体……78
スクロース液……2
ストローマ細胞，骨髄の……37
スパイン，樹状突起の……122
水晶体……116
水晶体血管網……119
水平細胞……118
膵島……60
膵ポリペプチド……61
錐体細胞……122, 124, 127
髄鞘……15
髄膜……135

せ

セルトリ細胞……86, 87
セロトニン……54, 82, 108, 130
正中隆起……128
成長ホルモン……107
青斑核……131
星状膠細胞……122, 123, 138
精管……89, 92
精子……88
精巣輸出管……88, 89
精祖細胞……86
精嚢……90
精母細胞……86
切歯管……72
赤筋……11
舌下神経核……133
腺房中心細胞……60
線維芽細胞増殖因子……45
線維軟骨……8
線条体……130
線条部，顎下腺の……47
全載標本……2
前角……136
前根……138, 141
前庭階……114
前立腺……91

そ

ソマトスタチン……61, 107
疎性結合組織……7
双角子宮……99
象牙芽細胞……43
束状帯……110
足細胞……78

た

タイト結合……7, 52
多極神経細胞……122
多形核白血球……4
多列線毛上皮……6, 74
胎盤関門……102
大細胞性神経分泌系……128
第3脳室……128
脱共役蛋白……13
脱落膜……102, 103
脱灰……2
単球……4, 5

単層円柱上皮……6
単層立方上皮……6
弾性型動脈……30
弾性線維……7
弾性軟骨……8, 74

ち

チロシン水酸化酵素(TH)……15, 27, 31, 108, 110, 131, 133
緻密骨……8, 9
中心静脈，肝臓の……58
中心静脈，骨髄の……36
頂上樹状突起……122, 125
腸間膜……7, 35
直精細管……88

つ，て

椎間板……8
ディッセ腔……59
デスミン……28, 29, 33, 59

と

トマトレクチン……11, 32, 119
ドパミン……107
ドパミンニューロン……130
洞(洞様毛細血管)，骨髄の……36
洞毛……66

な

内根鞘……66
内弾性膜，筋型動脈の……31
内リンパ……114
軟骨内骨化……9
軟膜……139

に

ニューロペプチド Y (NPY)……125, 129
尿道海綿体……92
尿道球腺……91

ね，の

粘膜下神経叢……55
粘膜ひだ，胃の……50
脳弓下器官……134
脳軟膜……135

は

ハヴァース管……9
バーグマングリア……132
バソプレシンニューロン……128
パイエル板……22
パネート細胞……52
パラホルムアルデヒド液……1
パルブアルブミン……125, 126, 133
破骨細胞……9
馬尾……139
肺胞……75
肺胞管……75
胚中心……20
白筋……11
白色脂肪……12
白膜……92

ひ

ピクリン酸 …… 1
肥満細胞 …… 51
被蓋細胞 …… 7, 82
鼻腺 …… 73

ふ

フィロポディア …… 32
ブアン液 …… 1
プルキンエ細胞 …… 132
プルキンエ線維 …… 28
プロラクチン …… 106
不確帯 …… 128
浮遊切片 …… 2
副細胞，胃の …… 50
副鼻腔 …… 73
腹腔神経節 …… 14

へ

ヘンレループ …… 81
ペースメーカー，腸の …… 55
ペプシノゲン …… 51
ペルオキシダーゼ反応 …… 5
平滑筋 …… 10
平滑筋アクチン …… 10
平衡砂 …… 114
平衡斑 …… 114
閉鎖卵胞 …… 97
壁細胞 …… 50
辺縁帯 …… 19

ほ

ホルムアルデヒド溶液 …… 1
ボウマン嚢 …… 78
包皮腺 …… 93
胞状卵胞 …… 96
縫線核 …… 130
房飾細胞 …… 126
傍皮質 …… 20, 21
傍濾胞細胞 …… 109
帽状域 …… 20
膨大部稜 …… 114
星細胞 …… 59

ま

マイボーム腺 …… 116
マクロファージ
　…………… 18, 21, 23, 28, 37, 59, 75, 87, 97, 111
膜片標本 …… 2
膜迷路 …… 114

み

ミュラー細胞 …… 118
味孔 …… 41
味細胞 …… 41
味腺 …… 40
味蕾 …… 41
密性結合組織 …… 7
脈絡叢 …… 135
脈絡膜 …… 117, 118, 119

半規管 …… 114

め

メサンギウム細胞 …… 78
迷走神経背側核 …… 133
迷路部，胎盤の …… 102
免疫染色 …… 2

も

毛球 …… 66
毛細胆管 …… 58
毛小皮 …… 64
毛乳頭 …… 66
毛母基 …… 66
毛様体 …… 116
毛様体小帯 …… 116
網状帯 …… 110

や

ヤコブソン器官 …… 73
槍型神経終末 …… 67

ゆ

輸出リンパ管 …… 35
有郭乳頭 …… 41
有毛細胞 …… 114, 115

ら

ライディッヒ細胞 …… 87
ラミニン …… 6
ランヴィエの絞輪 …… 15
ランゲルハンス細胞 …… 65
ランゲルハンス島 …… 60
らせん器 …… 114
らせん神経節 …… 115
らせん動脈 …… 93
卵管膨大部 …… 98
卵形嚢 …… 114
卵巣嚢 …… 98
卵胞 …… 96

り

リンパ球 …… 4
リンパ球浸潤 …… 22
リンパ小節 …… 72
輪状溝 …… 41
輪状洞（輪状静脈洞）…… 66

る

ルフィニ小体 …… 44
ルフィニ神経終末 …… 67
涙小管 …… 117
涙嚢 …… 117
類洞，肝臓の …… 59

れ，ろ

レニン …… 79
濾胞 …… 109
濾胞関連上皮 …… 22

わ

腕傍核 …… 131

欧文索引

3-PGDH (phosphoglycerate dehydrogenase)
　…………………………………… 14, 118, 132, 138

A

ACTH (adrenocorticotropic hormone) …… 106
adipophilin …… 69
ADRP (adipose differentiation-related protein)
　……………………………………………………… 69
AgRP (agouti-related protein) …… 129
ANP (atrial natriuretic peptide) …… 27, 28
AQP (aquaporin) 2 …… 81

B, C

B220 …… 21, 22, 23
c-Kit …… 37, 51, 55
calcium sensing receptor …… 109
CCK (cholecystokinin) …… 54, 61, 125, 137
CD3 …… 21, 22, 23
CD26 …… 37
CD36 …… 13, 32, 73
CGRP (calcitonin gene-related peptide)
　………… 51, 65, 81, 109, 117, 131, 137, 138, 140, 141
CHT (choline transporter) 1 …… 11, 111, 138
CLC-K …… 80
CYP11B1 …… 110

D, E, F

DAT (dopamine transporter) …… 130
EDTA (ethylenediamine tetraacetic acid) …… 2
F4/80 …… 5, 18, 19, 21, 23, 37, 59, 75, 87, 97, 111
FABP (fatty acid binding protein) …… 65
FAE (follicle-associated epithelium) …… 22
FATP (fatty acid transport protein) 4 …… 65

G

GFAP (glial fibrillary acidic protein) …… 123
GLP (glucagon-like peptide)-1 …… 54
GLUT1 …… 15, 33, 69, 87, 101, 103, 119, 123, 135
GLUT3 …… 86, 88, 134
GP2 …… 23
GRP (gastrin-releasing peptide) …… 51

H, I

H^+, K^+-ATPase …… 50
IB_4 …… 137, 141
Iba1 …… 123, 138
IGF (insulin like growth factor) …… 45

K, L, M

KCC2 …… 137
LYVE-1
　……………… 19, 21, 23, 28, 35, 53, 59, 65, 88, 99, 111
MAP (microtubule-associated protein) 2
　……………………………………………… 125, 127
MBP (myelin basic protein)
　……………………………………… 124, 126, 132, 137, 139
MCT (monocarboxylate transporter) 1
　……………… 11, 13, 15, 33, 53, 65, 69, 86, 99, 103
MCT2 …… 79, 81, 86, 88
MCT4 …… 103

MHC class II …… 65

N

NFP (neurofilament protein) …… 44
NG2 …… 33, 119
NGF (nerve growth factor) …… 47
NPY (neuropeptide Y) …… 125, 129

O, P

OMP (olfactory marker protein) …… 73, 126

P450scc …… 110
PDGF-A …… 45
PNMT (phenylethanolamine N-methyltransferase) …… 111
PSA (prostate specific antigen) …… 91

S

SMCT (sodium dependent monocarboxylate transporter) 1 …… 53, 79
SMCT2 …… 79

Sox9 …… 87

T, U, V, Z

TH (tyrosine hydroxylase) …… 15, 27, 31, 108, 110, 131, 133
UCP (uncoupling protein) 1 …… 13
VAChT (vesicular acetylcholine transporter) …… 15, 27, 61, 130, 133
VIP (vasoactive intestinal polypeptide) …… 55
ZO-1 …… 7, 52